D. Mêmêgnon Awohouèdji
Anselme Djidonou
Francis Tognon

L'usage des anxiolytiques dans les pays du Sud

D. Mêmêgnon Awohouèdji
Anselme Djidonou
Francis Tognon

L'usage des anxiolytiques dans les pays du Sud

Cas de Parakou en République du Bénin

Presses Académiques Francophones

Imprint
Any brand names and product names mentioned in this book are subject to trademark, brand or patent protection and are trademarks or registered trademarks of their respective holders. The use of brand names, product names, common names, trade names, product descriptions etc. even without a particular marking in this work is in no way to be construed to mean that such names may be regarded as unrestricted in respect of trademark and brand protection legislation and could thus be used by anyone.

Cover image: www.ingimage.com

Publisher:
Presses Académiques Francophones
is a trademark of
Dodo Books Indian Ocean Ltd., member of the OmniScriptum S.R.L Publishing group
str. A.Russo 15, of. 61, Chisinau-2068, Republic of Moldova Europe
Printed at: see last page
ISBN: 978-3-8416-3485-6

Zugl. / Agréé par: Parakou, Université de Parakou, Faculté de Médecine, 2012

Copyright © D. Mêmêgnon Awohouèdji, Anselme Djidonou, Francis Tognon
Copyright © 2015 Dodo Books Indian Ocean Ltd., member of the OmniScriptum S.R.L Publishing group

Action de grâce à Dieu le Père tout Puissant !

« Si le Seigneur ne bâtit la maison, les bâtisseurs travaillent en vain ; si le Seigneur ne garde la ville, c'est en vain que veillent les gardes. En vain tu devances le jour, tu retardes le moment de ton repos, tu manges un pain de douleur : Dieu comble son bien aimé quand il dort. »

Livre des Psaumes chapitre 126 (127), les versets 1 et 2

Que Dieu bénisse notre travail et nous aide à nous conformer à sa volonté !

DEDICACES

♣ *A Darius C. AWOHOUEDJI & Séraphine DOSSOU AWOHOUEDJI*

Vous mes géniteurs, avec ardeur par votre éducation et votre soutien, vous m'avez conduit à ce labeur. Votre chaleur a alimenté ma ferveur. Cet heureux jour marque pour vous l'aboutissement d'une longue période d'espoir. Veuillez retrouver en cette thèse, le fruit des lourds sacrifices consentis pour nous.

Puisse Dieu vous bénir et vous garder encore longtemps auprès de nous :

Amour filial.

♣ *A Yétongnon, Dègla, Houéfa, et Emmanuel AWOHOUEDJI*

Frères et sœur par la providence, chacun et chacune d'entre vous a, à sa manière, apporté sa pierre pour donner corps à cet édifice ; trouvez en ce travail le couronnement de vos efforts. Merci pour votre soutien :

Fraternels et profonds attachements.

♣ *A Raïssa KPEROU*

D'un regard, d'un sourire, d'une salutation, tout débuta. Compagne de vie, tu as aussi contribué à ce travail auquel tu as apporté ton grain de sel. Considère cette soutenance comme l'épilogue de nos efforts :

Puisse l'Eternel nous fortifier et nous accorder la sagesse.

In memoriam

In memoriam

A la mémoire de Feu notre Maître le regretté, **le Professeur Alexis HOUNTONDJI.**

Vous êtes et demeurez une référence par la qualité de vos enseignements. Tous vos étudiants admirent encore avec une passion renouvelée, vos qualités scientifiques et vos talents pédagogiques. **Que le Seigneur accorde à votre âme un repos éternel et paisible.**

A Feu notre enseignant le docteur **ATADE Justin**.

Vous vous êtes donné corps et âme pour notre formation. Très tôt, l'Eternel en a décidé autrement. **Que le Seigneur accorde à votre âme un repos éternel et paisible.**

A **Carine, Onésime** et **Ikilirou**.

La mort a étranglé votre ardent désir d'être médecin. **Que Dieu vous fasse miséricorde et soutienne vos différentes familles.**

A **Solange AWOHOUEDJI** et à **tous les défunts de ma famille**

Pour une raison ou pour une autre, vous nous avez précédés. **Unissez-vous à nos prières pour que les bénédictions soient ! Que Dieu vous accorde le repos éternel !**

HOMMAGE A NOS MAITRES

A tous mes maîtres
de la Faculté de Médecine de l'université de Parakou

Nous sommes dans vos mains ce qu'est l'argile dans les mains du potier. Merci pour tous les efforts que vous avez consentis tout au long de notre formation. **Soyez assurés de notre profonde reconnaissance.**

A notre maître et directeur de thèse,
le Professeur Prosper GANDAHO

Vous nous avez fait l'honneur, malgré toutes vos occupations de diriger ce travail. Vous êtes une référence par la qualité de vos enseignements. Votre ardeur au travail et vos qualités humaines vous honorent et vous rendent aisément accessible aux étudiants. Vos enseignements ont contribué à notre épanouissement. Votre patience et votre rigueur nous ont aidé à atteindre ce résultat. Soyez rassuré, cher maître de notre profonde admiration et de notre reconnaissance infinie.
Recevez ici l'expression de notre grande considération.

A notre codirecteur de thèse,
le Docteur Francis TOGNON

Cher maître, nous avons été touché par votre simplicité et votre disponibilité pour la recherche scientifique. Puisse ce travail être le modeste témoignage de notre profonde reconnaissance.
Déférente considération.

A notre codirecteur de thèse,
le Docteur Anselme DJIDONOU

Cher maître, nous avons été touché par votre accessibilité et votre disponibilité. Vous n'avez ménagé aucun effort pour améliorer ce travail.
Déférente considération.

Au Président du jury
le Professeur René Gualbert AHYI,

Professeur titulaire émérite hors paire, cher maître, vous nous avez fait honneur en acceptant de présider ce jury. Votre amour pour vos petits fils nous a particulièrement marqué. Tel un père qui vole aux secours de ses enfants, vous n'hésitez pas à faire le déplacement de Parakou pour rehausser nos soutenances. Vos conseils et recommandations nous ont servi à parfaire ce travail. C'est un plaisir pour nous de trouver ici, l'occasion de vous manifester l'expression de notre sincère et éternelle reconnaissance.

Veuillez agréer, l'expression de nos plus profonds respects

Aux honorables membres du jury
Professeur Josiane HOUNGBE,

Vous n'avez point hésité à effectuer le déplacement de Parakou pour encore une fois donner un éclat à nos travaux. Votre approche pédagogique et synthétique s'appuyant sur l'essentiel fait votre célébrité auprès des nombreux étudiants qui ont eu la chance de vous avoir rencontré sur leur cursus.

Cher maître permettez nous de vous remercier pour vos remarques pertinentes dont nous avons tenu compte pour l'amélioration de notre travail. Nous restons persuadés qu'au delà de ce jury, vous resterez encore et toujours pour nous un Maître, un Juge, un Expert, en Exemple auprès de qui nous pourrons nous ressourcer dans l'exercice de la profession médicale.

Trouvez ici cher maître, le témoignage de notre profonde gratitude.

le Professeur Prosper GANDAHO

Vous nous avez fait l'honneur de diriger ce travail et de siéger dans le jury.

Vos recommandations ont été déterminantes pour la rédaction de cette thèse. Soyez rassuré, cher maître notre reconnaissance infinie.

Trouvez ici cher maître, le témoignage de notre profonde gratitude.

REMERCIEMENTS

A toute la **famille AWOHOUEDJI et DOSSOU (au sens large)** pour son assistance filiale et son soutien perpétuel inlassable.

A **Barnabé KPEROU, Solange, Abel** et la famille **KPEROU** pour leur attachement et leur soutien

A **Lucien ZOUNTCHEGBE** et sa famille pour m'avoir hébergé au cours de mes premières années à Parakou

Aux Docteurs **Séraphin AHOUI, Fabien GOUNONGBE, Henri HOUNDELINKPON, Victoire FOUNDOHOU**, pour leur assistance

A **Angela, Arsène, Solange, Wesmer, Paul, Véronique, Romuald frères Bazille et Claude** pour leur aide

A Tous mes **camarades étudiants** en particulier mes **collègues**. Malgré les obstacles nous nous sommes soutenus mutuellement ce qui nous a permis d'aller jusqu'au bout : Puisse l'Eternel accorder une brillante carrière médicale à tous

A **Anselme HOUENOU, M. LAGNICA, Aristide SOSSOU, Antoine PATHINVO, Adam YALLOU, M. DOSSA** pour leur collaboration

A tous les membres du groupe de prière **Notre Dame de Montligeon** de Parakou et du Bénin, aux frères et sœurs de la Paroisse Ste Trinité de Guèma, au père **Ernest DEGUENONVO** pour leur assistance de toute nature et surtout pour leurs prières

A tout le personnel du **CHD Borgou** notamment le personnel du **service de Psychiatrie**, le personnel du Centre de Diagnostic **Santa Maria**

A tous **les délégués** en particulier ceux des quartiers parcourus pour leur accueil

A **Gilbert BOHOUN, Siméon DAVODOUN** et tous ceux qui de près ou de loin ont contribué à la réalisation de ce travail. Je ne pourrai vous citer tous. Considérations distinguées

"PAR DELIBERATION, LA FACULTE DE MEDECINE DE L'UNIVERSITE DE PARAKOU A ARRETE QUE LES OPINIONS EMISES DANS CETTE THESE N'ENGAGENT QUE SON AUTEUR"

LISTE DES ABREVIATIONS

Liste des abréviations

AFSSAPS :	Agence Française de Sécurité Sanitaire des Produits de Santé
AMM :	Autorisation de Mise sur le Marché
ANSM :	Agence Nationale de Sécurité des Médicaments et des produits de santé
BZD :	Benzodiazépine
CIM 10 :	Classification Internationale des Maladies 10ème édition
DDJ :	Doses Définies Journalières pour 1000 habitants par jour
DSM IV :	Diagnostic and Statistical Manual of Mental Disorders 4th edition
GABA :	Acide Gamma-Aminobutyrique
HTA :	Hypertension Artérielle
IC :	Intervalle de Confiance
OMS :	Organisation Mondiale de la Santé
p :	Probabilité

LISTE DES TABLEAUX

Liste des tableaux

Tableau I : Vente des anxiolytiques dans la commune de Parakou [27-29] 26

Tableau II : Répartition des grappes par quartier [24] 35

Tableau III : Répartition de la population d'étude en fonction de l'ethnie 41

Tableau IV : Répartition de la population d'étude en fonction de la religion 43

Tableau V : Répartition de la population en fonction de l'état d'anxiété et de stress par sexe 44

Tableau VI : Répartition des différents anxiolytiques consommés 45

Tableau VII : Répartition des consommateurs en fonction des quartiers 47

Tableau VIII : Répartition des consommateurs en fonction de l'ethnie 48

Tableau IX : Répartition des consommateurs en fonction de la tranche d'âge .. 49

Tableau X : Répartition des consommateurs en fonction de la situation matrimoniale 50

Tableau XI : Répartition des consommateurs en fonction de la religion 50

Tableau XII : Répartition des consommateurs en fonction de la résidence 51

Tableau XIII : Répartition des consommateurs en fonction de leur profession . 52

Tableau XIV : Répartition des consommateurs en fonction des métiers 53

Tableau XV : Répartition des consommateurs en fonction de leurs antécédents 56

Tableau XVI : Répartition des consommateurs en fonction du type d'anxiété et du sexe 57

LISTE DES FIGURES

Liste des figures

Figure 1: Structure du récepteur GABA 12

Figure 2 : Carte de la circonscription urbaine de Parakou 29

Figure 3 : Cadre conceptuel 30

Figure 4 : Répartition de la population d'étude en fonction de la classe d'âge et du sexe 42

Figure 5 : Répartition des consommateurs par arrondissement et par sexe 46

Figure 6 : Répartition des consommateurs en fonction du sexe 49

Figure 7 : Répartition des consommateurs en fonction du revenu mensuel 54

Figure 8 : Répartition des consommateurs en fonction de leur charge 55

Figure 9 : Répartition des consommateurs en fonction de leur état de stress 58

Figure 10 : Répartition en fonction de la date de la dernière prise 59

Figure 11 : Répartition en fonction de la fréquence de prise 59

Figure 12 : Répartition en fonction des prescripteurs 60

Figure 13 : Répartition en fonction des pathologies alléguées 61

Figure 14 : Répartition en fonction du lieu d'achat des anxiolytiques 61

Figure 15 : Répartition en fonction des différentes réactions face à l'anxiété 62

SOMMAIRE

Sommaire

Introduction → Page : 01

1. Généralités → Page : 04

2. Cadre et méthodes → Page : 27

3. Résultats → Page : 40

4. Discussion → Page : 64

Conclusion et suggestions → Page : 75

Références → Page : 79

Annexes → Page : a

Table des matières → Page : k

INTRODUCTION

Introduction

Soumises au stress et à l'anxiété, les populations font usage des anxiolytiques. La consommation prolongée de ces psychotropes entraîne une dépendance et peut induire un effet néfaste sur le foie, le système nerveux et le système respiratoire et même parfois entraîner la mort [1]. Le sujet stressé qui s'adonne à cette pratique, devient invalide et improductif. Plus il cherche à s'intégrer dans la société, plus il est anxieux et stressé et plus il consomme ces produits. Le consommateur chronique des anxiolytiques présente une hypovigilance diurne qui favorise la survenue des accidents de la route [2,3]. Compte tenu de l'impact aussi bien sur l'individu, la collectivité que sur la population, la consommation des anxiolytiques constitue un problème de santé publique [3].

En 2009, les données européennes placent la France au deuxième rang des pays européens consommateurs d'anxiolytiques après le Portugal [2].

D'après les résultats d'une étude menée par l'Agence Française de Sécurité Sanitaire des Produits de Santé [2] (AFSSAPS) devenue l'Agence Nationale de Sécurité des Médicaments et des produits de santé (ANSM), il existe, en France, une utilisation problématique des benzodiazépines. Chez les toxicomanes français l'ANSM a objectivé un détournement et un usage abusif des benzodiazépines ainsi qu'un risque d'usage criminel à des fins de soumission chimique. Selon la même étude, la consommation des benzodiazépines augmente le risque d'accident de la route.

En Afrique du Sud, dans une étude menée en 2007, KAIRUZ et TRUTER [4] ont noté que sur 27 080 sujets enquêtés, 8 084 soit 30% consommaient des benzodiazépines.

Si tels sont les risques qu'encourent les sujets qui font un usage abusif des anxiolytiques, il est à déplorer l'absence d'une étude véritable sur le sujet au Bénin.

Comment ce phénomène se présente-t-il dans la commune de Parakou ? Qu'est-ce qui motive l'usage des anxiolytiques à Parakou ?

Ces préoccupations nous suggèrent cette étude qui porte sur « L'utilisation des anxiolytiques dans la commune de Parakou : fréquence et facteurs associés »

Objectif général :

Etudier l'utilisation des anxiolytiques par les sujets dans la tranche d'âge de 18 ans et plus de la commune de Parakou.

Objectifs spécifiques :

- Déterminer la fréquence de l'utilisation des anxiolytiques par la population de Parakou ;

- Décrire les caractéristiques sociodémographiques des personnes faisant usage des anxiolytiques à Parakou ;

- Décrire les facteurs associés à une telle pratique ;

- Formuler des suggestions pour une utilisation rationnelle de ces différents produits

1. GENERALITES

Pour mieux appréhender le sujet, il est opportun de connaître certains concepts et de savoir ce qu'est un anxiolytique de même que l'usage qui en est fait. Après avoir définit quelques concepts, il sera présenté une revue de littérature sur le sujet.

1.1. CONCEPTS

1.1.1. Utilisation

Le mot utilisation est un substantif féminin qui désigne l'action d'utiliser. Utilisation traduit également l'emploi concret ou la mise en usage de quelque chose. Exemple : le mode d'utilisation d'un médicament [5].

1.1.2. Consommation

La consommation est l'action de consommer, de faire usage de quelque chose. Elle signifie en économie l'achat et l'utilisation collectifs de produits ou de services pour satisfaire des besoins [5].

1.1.3. Usage

L'usage est caractérisé par la consommation de substances psychoactives n'entraînant ni complications somatiques ni dommages : ceci signifie que l'on admet l'existence d'un comportement, régulier ou non, de consommation de substances psychoactives qui n'entraînerait pas de dommages. [6]

1.1.3.1. Usage rationnel des médicaments

L'usage rationnel d'un médicament est le fait de « Prescrire le produit le plus approprié, obtenu à temps et moyennant un prix abordable pour tous, délivré correctement et administré selon la posologie appropriée et pendant un laps de temps approprié. » (OMS, 1985).

1.1.3.2. Usage irrationnel

« L'usage irrationnel ou non rationnel est l'usage des médicaments de manière non conforme à la définition de l'usage rationnel. Les types courants d'usage irrationnel des médicaments sont :

• l'usage d'un trop grand nombre de médicaments par le patient (polypharmacie)

- l'usage inapproprié d'antimicrobiens, souvent en posologies inadéquates, pour le traitement d'infections non microbiennes
- l'usage abusif de produits injectables quand des formulations orales seraient plus appropriées
- la non-conformité des pratiques de prescription aux directives thérapeutiques
- l'automédication inappropriée et souvent de médicaments disponibles sur ordonnance seulement » [7]

1.1.3.3. Abus de substances psychoactives selon le DSM IV (1994)

L'abus de substance psychoactives selon le DSM IV est :

A – Mode d'utilisation inadéquat d'une substance conduisant à une altération du fonctionnement ou à une souffrance cliniquement significative, caractérisée par la présence d'au moins une des manifestations suivantes au cours d'une période de douze (12) mois.

1 – Utilisation répétée d'une substance conduisant à l'incapacité de remplir des obligations majeures, au travail, à l'école ou à la maison (par exemple, absences répétées ou mauvaises performances au travail du fait de l'utilisation de la substance, absences, exclusions temporaires ou définitives de l'école, négligence des enfants ou des tâches ménagères).

2 – Utilisation répétée d'une substance dans des situations où cela peut être physiquement dangereux (par exemple, lors de la conduite d'une voiture ou en faisant fonctionner une machine alors qu'on est sous l'influence d'une substance).

3 – Problèmes judiciaires répétés liés à l'utilisation d'une substance (par exemple, arrestations pour comportement anormal en rapport avec l'utilisation de la substance).

4 – Utilisation de la substance malgré des problèmes interpersonnels ou sociaux, persistants ou récurrents, causés ou exacerbés par les effets de la substance (par

exemple, disputes avec le conjoint à propos des conséquences de l'intoxication, bagarres).

B – Les symptômes n'ont jamais atteint, pour cette classe de substances, les critères de la dépendance à une substance.

1.1.3.4. Utilisation nocive pour la santé (CIM 10)

L'utilisation nocive pour la santé est un « mode de consommation d'une substance psychoactive qui est préjudiciable à la santé. Les complications peuvent être physiques ou psychiques. »

1.1.3.5. Mésusage

La notion de mésusage est souvent associée à l'usage détourné ou au détournement d'usage. Le mésusage peut provenir soit de la prescription (médecin) soit des malades (non-observance) [8].

1.1.4. Dépendance

Dépendance selon le DSM-IV

Le DSM-IV présente la dépendance comme un mode d'utilisation inapproprié d'un produit entraînant des signes physiques et psychiques. Elle se manifeste par l'apparition d'au moins trois des signes ci-après sur une période d'un an.

1. une tolérance (ou accoutumance) qui se traduit soit par une augmentation des doses pour un effet similaire, soit par un effet nettement diminué si les doses sont maintenues à leur état initial.

2. un syndrome de sevrage en cas d'arrêt ou une prise du produit pour éviter un syndrome de sevrage.

3. une incapacité à gérer sa propre consommation, l'usager consomme plus longtemps ou plus qu'il ne le voulait.

4. des efforts infructueux pour contrôler la consommation.

5. un temps de plus en plus important est consacré à la recherche du produit.

6. les activités sociales, culturelles ou de loisir sont abandonnées en raison de l'importance que prend le produit dans la vie quotidienne.

7. une poursuite de la consommation malgré la conscience des problèmes qu'elle engendre.

Tolérance et sevrage constituent la dépendance physique, et ne recouvrent que deux critères sur sept. Il est donc possible d'être dépendant au sens du DSM-IV sans avoir développé de tolérance physique.

1.1.5. Médicament psychotrope

C'est un médicament qui agit sur les mécanismes neurobiologiques du cerveau afin d'améliorer les troubles ou les dysfonctionnements de l'activité psychique [9]. On distingue cinq grandes classes de médicaments psychotropes. Ce sont les neuroleptiques et/ou les antipsychotiques ; les antidépresseurs ; les régulateurs de l'humeur ou les normo thymiques ; les tranquillisants ou anxiolytiques ; les hypnotiques.

1.1.6. Stress

Le stress est un « état réactionnel de l'organisme soumis à une agression brusque. (De l'anglais stress, effort intense.) » [10] Le terme de stress fut introduit en 1936 par le physiologiste canadien Hans Selye.

1.1.7. Anxiété

L'anxiété est un substantif féminin désignant le « sentiment d'un danger imminent et indéterminé s'accompagnant d'un état de malaise, d'agitation, de désarroi et d'anéantissement devant ce danger. » [11]

L'anxiété est aussi définie comme un « trouble émotionnel se traduisant par un sentiment indéfinissable d'insécurité. » [10]

Il existe une anxiété « normale » qui améliore l'apprentissage et les performances, l'anxiété peut aussi devenir pathologique : le sujet se trouve alors si profondément conditionné qu'il ne peut plus la contrôler [10].

1.1.8. Névrose [10]

La névrose est un trouble mental n'atteignant pas les fonctions essentielles de la personnalité et dont le sujet est douloureusement conscient.

Il existe différents types de névrose :

— Les névroses de transfert sont liées à un conflit ancien : leur mécanisme serait un compromis défensif entre le désir infantile et son interdit. Elles se traduisent par des troubles mentaux (ceux de la névrose obsessionnelle, par exemple) ou des manifestations cliniques (celles de l'hystérie ou de la phobie, par exemple).

— Les névroses actuelles sont liées à une souffrance narcissique : névrose d'angoisse, hypocondrie (préoccupation excessive de son état de santé), ou bien névrose réactionnelle (à un traumatisme, au vieillissement).

Une névrose se traduit habituellement par un sentiment d'angoisse, un infléchissement du jugement par la passion et l'imaginaire (phénomène de compensation), des perturbations de la vie sexuelle (absence de désirs, frigidité, impuissance) et sociale (manque d'assurance, agressivité).

1.2. ANXIOLYTIQUES

1.2.1. Définition et classification

Un anxiolytique est un « Médicament utilisé dans le traitement de l'anxiété et de ses différentes manifestations, faisant partie des tranquillisants. » [10]

Nous avons les benzodiazépines et les non benzodiazépines.

1.2.1.1. Les benzodiazépines

Les benzodiazépines (BZD) dérivent toutes d'un squelette commun. Le terme azépine désigne un cycle ayant 7 sommets dont 2 sont occupés par un atome d'azote. Le terme benzo désigne le cycle aromatique benzénique greffé sur le cycle azépine. [12].

1.2.1.2. Les non benzodiazépines

Ces composés n'ont aucun point commun avec les benzodiazépines, mais certains parmi eux ont un mode d'action très voisin. Nous pouvons citer les carbamates, les hydroxyzines, les azapirones, les imidazopyridines, les cyclopyrrolones, les benzoxazines.

1.2.2. Etude pharmacologique des anxiolytiques

1.2.2.1. Benzodiazépines

i. Pharmacocinétique [3, 10, 12, 13]

La pharmacocinétique d'une substance active comporte quatre (4) stades : la résorption, la distribution, les transformations chimiques (métabolisme) et l'élimination.

> *Résorption*

Le principe actif pénètre dans les liquides de l'organisme, plus ou moins rapidement et en plus ou moins grande quantité en fonction de sa nature chimique et de la forme sous laquelle il est administré (comprimé, solution buvable, suppositoire, ampoule injectable.).

✓ *Administration orale*

La résorption des benzodiazépines ou apparentés se fait dans les zones hautes du tractus digestif. Cette résorption est presque totale, mais variable quant à sa rapidité. La résorption du diazépam (VALIUM®) est rapide (inférieure à 30 minutes). Celle du clonazépam (RIVOTRIL®) est intermédiaire comprise entre 30 minutes et 2 heures. La résorption est lente c'est-à-dire supérieure à 2 heures pour l'oxazépam (SERESTA®)

✓ *Administration rectale*

Il n'existe plus aujourd'hui que les seuls suppositoires de diazépam (VALIUM®), mais il est possible d'utiliser en intrarectal sa présentation injectable, avec une action particulièrement rapide notamment dans le traitement des convulsions du nourrisson.

✓ *Administration intramusculaire*

La voie intramusculaire ne garantit pas une résorption régulière, car le produit se fixe partiellement aux protéines intramusculaires, ce qui revient à un stockage temporaire. La benzodiazépine ne se trouve que lentement reléguée dans la circulation. On obtient ainsi une action retardée qui explique que la voie intramusculaire ne constitue pas une solution de l'urgence [12].

✓ *Administration intraveineuse*

L'intraveineuse (lente ou en perfusion) réalise la modalité d'utilisation en urgence des anxiolytiques (TRANXENE®, VALIUM®) ou des benzodiazépines prescrites en anesthésiologie (HYPNOVEL®, NARCOZEP®). L'administration intraveineuse très lente permet de limiter certaines complications graves telles que les complications respiratoires.

C'est un mode d'administration détourné par certains toxicomanes. Ils écrasent les comprimés (ROHYPNOL® notamment) et préparent un filtrat qu'ils s'injectent ensuite avec un risque d'embolie par "poussières".

➤ *Distribution*

Il pénètre les différents tissus, le plus souvent de manière inégale en fonction de sa liaison aux protéines plasmatiques qui assurent son transport, de la perméabilité des membranes des cellules, du débit du sang irrigant chaque tissu, du volume de celui – ci.

La distribution des benzodiazépines se fait généralement en une phase, mais certaines molécules comme le flunitrazépam sont distribuées en deux phases successives, l'une rapide, l'autre lente.

La liaison aux protéines plasmatiques est toujours élevée (supérieure à 90 %, essentiellement sur l'albumine), pour les benzodiazépines comme pour les analogues. L'exception est faite pour le clonazépam, le lorazépam et la zopiclone pour lesquels la liaison aux protéines est de l'ordre de 50 %. Il n'y a donc que peu de risques d'interactions médicamenteuses majeures par compétition sur des sites de fixations spécifiques.

➤ *Métabolisme*

On observe une fixation spécifique et de forte affinité des benzodiazépines pour les récepteurs cérébraux.

Sur le plan moléculaire, le récepteur des benzodiazépines est associé à la sous-unité alpha du complexe formé par le récepteur GABA- A / canal chlore. (Confère la Figure 1)

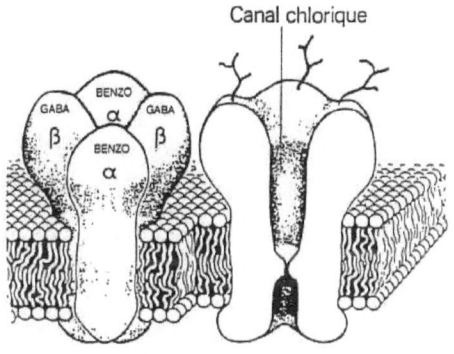

Figure 1: Structure du récepteur GABA

Source : Module de Pharmacologie Clinique DCEM3 2004/2005 « Les anxiolytiques » - M. Grima - Mise à jour : janvier 2008 Faculté de Médecine de Strasbourg

Il est formé de plusieurs sous-unités qui fixent soit le GABA et les barbituriques, soit les benzodiazépines. Le GABA en se fixant à son récepteur, induit une modification conformationelle du domaine moléculaire formant le canal chlore. Par ce mécanisme, il permet l'entrée du chlore dans la cellule.

Selon leur structure, les benzodiazépines auront soit un effet agoniste ou antagoniste sur le complexe. Ils diminuent l'entrée du chlore déclenchée par le GABA dans le cas de la stimulation de la vigilance. Par ailleurs, en absence d'effet électrophysiologique, les benzodiazépines antagonistes déplacent les benzodiazépines de leur site de fixation de la sous-unité alpha. Nous citons le flumazénil (ANEXATE®) qui est une benzodiazépine antagoniste des anxiolytiques [13].

Toutes les transformations sont réalisées au niveau hépatique, exception faite pour le clorazépate qui subit une hydrolyse préalable au niveau gastrique.

Les benzodiazépines livrent pour la plupart d'entre elles un même catabolite final. Rien ne justifie donc la trop fréquente association de benzodiazépines ayant une cinétique analogue [12].

Les benzodiazépines ne sont en pratique que faiblement inductrices enzymatiques, contrairement aux barbituriques, ce qui explique qu'elles posent peu de problèmes d'interactions médicamenteuses cinétiques.

Il n'y a pas à tenir compte en pratique clinique d'une insuffisance rénale légère à une insuffisance rénale modérée, puisque les produits ne subissent pas de catabolisme à ce niveau. Mais il faut éviter leur utilisation dans les insuffisances hépatiques.

La lipophilie des benzodiazépines explique également qu'elles franchissent la barrière placentaire et une partie est éliminée dans le lait maternel, avec des risques potentiels pour l'enfant allaité ou lors de l'accouchement.

> *Elimination*

De nombreux facteurs influencent les paramètres pharmacocinétiques : âge du patient, poids, facteurs héréditaires, pathologies (notamment insuffisance rénale ou hépatique), interactions avec d'autres médicaments. Ces paramètres ainsi que le rythme (nombre de prises par jour) et la forme, simple ou à libération prolongée « retard », de l'administration doivent être pris en compte pour ajuster la posologie.

ii. *Pharmacologie [12, 13]*

> *Pharmacologie animale*

Les nombreuses études effectuées sur plusieurs espèces animales ont montré que toutes les BZD actuellement disponibles possèdent qualitativement les mêmes propriétés pharmacologiques. Les BZD sont toutes anxiolytiques, sédatives, anticonvulsivantes, myorelaxantes, amnésiantes.

> *Pharmacologie clinique*

Tout comme chez l'animal, on retrouve chez l'homme des effets pharmacologiques qualitativement identiques, les différences quantitatives étant, quant à elles, difficiles à objectiver. Actuellement aucune BZD n'a une activité anxiolytique sélective et la dissociation des effets sédatifs et anxiolytiques n'est qu'imparfaitement réalisée.

> ***Propriétés anxiolytiques (somatiques et psychiques)***

Les BZD sont des tranquillisants (thymoleptiques) qui atténuent les réactions émotionnelles exagérées induites par la peur, les frustrations ou l'inadaptation à un environnement perçu comme hostile.

✓ ***Propriétés sédatives et hypnotiques***

Toutes les BZD sont capables de raccourcir le temps de latence du sommeil et peuvent donc être utilisées comme hypnotiques. Elles augmentent aussi la durée totale du sommeil. Il est possible que l'action favorisante sur le sommeil soit accentuée par les propriétés myorelaxantes.

✓ ***Propriétés anti-épileptiques***

Bien que toutes les BZD possèdent des propriétés anticonvulsivantes chez l'animal, deux sont essentiellement utilisées dans le traitement aigu des crises épileptiques par voie intraveineuse : le clonazépam (RIVOTRIL®) et le diazépam (VALIUM®). Le clobazam (URBANYL®) est souvent utilisé (ainsi que le clonazépam RIVOTRIL®), per os, dans les traitements ambulatoires de certaines épilepsies.

✓ ***Propriétés myorelaxantes***

Elles représentent en général un effet indésirable telles qu'une sensation ébrieuse et une impression de fatigue. Seul, le tétrazépam (MYOLASTAN®, PANOS® Gé) est commercialisé avec, comme indication, le traitement d'appoint des contractures.

iii. Indications [3, 10, 12, 13]

La prescription des benzodiazépines est légalement limitée à douze (12) semaines au maximum. Les prescriptions sont en rapport direct avec les effets pharmacologiques et cliniques :

> *Psychiatrie (et, éventuellement, médecine générale)*
  ✓ *Traitement des diverses formes d'anxiété*

L'anxiété passagère ou situationnelle ne peut justifier en elle – même une chimiothérapie anxiolytique. Une simple écoute et un soutien psychologique l'atténuent le plus souvent rapidement. Le traitement actuel des troubles anxieux repose sur l'action complémentaire des psychothérapies et des chimiothérapies. Une prescription ne doit jamais constituer une modalité de renoncement du praticien face à la plainte anxieuse du patient. Une évaluation clinique initiale correctement menée et un suivi psychothérapique sont déterminants [12].

  ✓ *Traitement du délirium tremens*

Les benzodiazépines sont également utilisées dans la prévention et le traitement du delirium tremens et des autres manifestations du sevrage alcoolique.

> *Neurologie*

Les BZD sont utilisées dans certaines épilepsies de l'adulte et de l'enfant. On peut citer le diazépam, le clonazépam, le clobazam.

> *Anesthésiologie*

La prémédication par voie orale, ou même narcose (anesthésie générale) par l'utilisation des formes intraveineuses : flunitrazépam (NARCOZEP®) et midazolam (HYPNOVEL®)

iv. Contre-indications [3, 10, 12, 13]

> *Contre-indications absolues*

- Insuffisance respiratoire sévère.
- Syndrome d'apnée du sommeil.
- Insuffisance hépatique sévère (risque de survenue d'une encéphalopathie).
- Hypersensibilité aux BZD.

> *Contre-indications relatives*

- Alcool ;
- Myasthénie ;
- Grossesse ;

Bien que l'action tératogène des BZD apparaisse maintenant comme improbable, il paraît préférable d'éviter leur utilisation au cours du premier trimestre de la grossesse. Il convient d'éviter également des doses élevées au cours du dernier trimestre de la grossesse (survenue possible d'hypotonie, d'hypothermie et de détresse respiratoire chez le nouveau-né).

- Chez la femme qui allaite à cause du risque de sédation excessive chez l'enfant ;
- Chez le déprimé ;

Les BZD agissent sur la composante anxieuse et sur l'insomnie. Prescrites seules, elles ne constituent pas un traitement de la dépression et peuvent même en cacher les signes.

- Chez les conducteurs de véhicules et les utilisateurs de machines, à cause de la baisse de la vigilance, mais aussi de l'effet myorelaxant ;
- Chez les insuffisants respiratoires, hépatiques ou rénaux, il pourra être nécessaire d'adapter la posologie ;

v. Effets collatéraux [2, 3, 10, 12, 13]

Les accidents graves provoqués par les anxiolytiques sont exceptionnels, mais la fréquence des troubles mineurs est de l'ordre de 10%.

> *Somnolence et sédation*

La somnolence est l'effet indésirable le plus courant. Elle s'estompe généralement en quelques semaines, ou après diminution de la posologie. L'effet sédatif peut être responsable d'une asthénie.

> *Dépendance et syndrome de sevrage*

La prise de doses fortes ou de doses usuelles de façon prolongée peut induire des états de dépendance psychique, voire physique, exposant à un syndrome de sevrage (anxiété, insomnie, irritabilité, céphalées, myalgies, épisodes confusionnels, hallucinations convulsions). Ainsi l'arrêt du traitement devra toujours être progressif, surtout pour les BZD à demi-vie moyenne ou courte, afin d'éviter tout phénomène de rebond (essentiellement anxiété, insomnie, rarement crises d'épilepsie).

> ➢ *Hypotonie musculaire*
> ➢ *Effets psychiques*

- Troubles de la mémoire telle qu'une amnésie antérograde, décrite initialement pour l'administration intraveineuse mais qui a été également objectivée pour la voie orale à des posologies usuelles. L'individu peut présenter un syndrome d'« amnésie-automatisme ». Rappelons aussi les cas de soumission médicamenteuse à des fins criminelles.
- Désinhibition pouvant produire des troubles du comportement.
- Réactions paradoxales à type d'agressivité, troubles de l'humeur.

> ➢ *Effets indésirables divers*

Ils sont très variés mais exceptionnels ; nous pouvons citer les éruptions cutanées et la dépression respiratoire (surtout en cas de l'administration intraveineuse de BZD). L'administration est faite par voie intraveineuse très lente pour prévenir une dépression respiratoire.

Une augmentation de la fréquence d'utilisation des anxiolytiques est liée à une augmentation du risque de décès [14, 15].

Certaines études ont fait le lien entre la consommation des benzodiazépines et la démence [16].

L'utilisation prolongée des anxiolytiques induit une baisse de la libido.

vi. Schéma d'utilisation

> ➢ *Conduite du traitement [3, 10, 11, 12]*

- Pour un traitement anxiolytique, c'est la voie orale qui est le plus souvent utilisée ;
- Un début progressif du traitement est conseillé en raison des effets indésirables, plus marqués les premiers jours ;
- Prévenir le patient des risques potentiels d'interaction avec l'alcool et les autres substances sédatives ;

- Le choix du produit sera en partie guidé par le type d'activité recherchée et surtout par les facteurs pharmacocinétiques (demi-vie du produit et de ses métabolites actifs) ;
- La durée des traitements aux BZD reste encore un sujet très controversé. Ainsi, lors d'un traitement anxiolytique, il faudrait reconsidérer l'indication après un délai de 4 à 6 semaines (limite "légale" depuis 1992 : 12 semaines) ;
- Avant de renouveler la prescription, prendre en considération les autres moyens thérapeutiques existant et prévenir le patient du risque de dépendance lié à la prolongation du traitement ;
- Un arrêt progressif est recommandé, surtout en cas de traitement prolongé à fortes doses ;
- Eviter ou limiter autant que possible la prescription chez les patients alcooliques ou toxicomanes ;

> ***Intoxication aux benzodiazépines [3, 10, 12, 13]***

En cas de surdosage, les benzodiazépines induisent un sommeil prolongé mais sans dépression respiratoire, ni cardio-vasculaire sévère (sauf en cas d'administration intraveineuse). Par ailleurs il est possible d'utiliser le flumazénil comme antagoniste.

> ***Interactions médicamenteuses majeures [2, 3, 10, 12, 13]***

- Pour toutes les BZD l'association est déconseillée avec l'alcool qui entraîne une majoration de leur effet sédatif.
- Pour le midazolam (HYPNOVEL®) l'association est déconseillée avec l'itraconazole (SPORANOX®) et le kétoconazole (KETODERM®, NIZORAL®) qui entraînent une diminution de son catabolisme hépatique avec majoration importante de l'effet sédatif.
- Pour le triazolam (HALCION®) également, en raison d'une diminution de son catabolisme hépatique entraînant une majoration importante de l'effet sédatif :
    +L'association est contre-indiquée avec l'itraconazole, le kétoconazole et le fluconazole (TRIFLUCAN®)

+L'association est déconseillée avec l'amprénavir (AGÉNÉRASE®), le lopinavir (associé au ritonavir dans KALETRA®) et le ritonavir (NORVIR®).

+L'association est déconseillée avec le diltiazem (TILDIEM®) et le vérapamil (ISOPTINE®)

+L'association est déconseillée avec certains macrolides tels l'érythromycine et la josamycine (JOSACINE®) qui entraînent de plus une majoration des troubles du comportement.

1.2.2.2. Non benzodiazépines [3, 10, 12, 13]

i. Carbamates et composés assimilés

Le méprobamate (EQUANIL®, MEPROBAMATE® RICHARD®), synthétisé en 1950, fut le premier anxiolytique commercialisé. Les carbamates agiraient au niveau du même complexe supramoléculaire GABA-ergique que les BZD. Ainsi, on retrouve des propriétés pharmacologiques proches de celles des BZD : dépression du système nerveux central, sédation, effet anxiolytique et effet myorelaxant.

Méprobamate par voie orale est indiqué dans l'anxiété excessive, les insomnies d'endormissement, les contractures musculaires douloureuses.

Méprobamate par voie intraveineuse est indiqué dans les états d'agitation, le delirium tremens, les crises d'angoisse aiguës, la prémédication avant certains examens.

L'existence d'un risque important de dépendance physique et psychique avec syndrome de sevrage impose un arrêt progressif lors d'un traitement prolongé.

La grossesse est une contre-indication à l'utilisation de ces produits.

L'intoxication associe des signes neurologiques et des signes hémodynamiques (collapsus cardio-vasculaire, insuffisance cardiaque aiguë).

L'association est déconseillée avec l'alcool (majoration des effets sédatifs).

Le coma induit est calme, hypotonique, volontiers hypothermique, avec mydriase. Des signes extrapyramidaux surviennent exceptionnellement. Un coma profond avec des silences électroencéphalographiques réversibles est possible.

Enfin, les collapsus cardiaques sont fréquents, avec hypovolémie par vasoplégie, souvent compliquée d'une insuffisance cardiaque majeure.

Le méprobamate étant dialysable, une épuration extrarénale est proposée lors d'une intoxication massive (méprobamatémie supérieure à 200 *mg/l),* après vidange gastrique convenable et correction préalable des troubles cardiaques.

ii. Autres composés

> ➤ ***Cyclopyrrolone et imidazopyridine***

Ils s'administrent par voie orale, avec une excellente résorption, non influencée par les aliments. Le pic plasmatique est atteint en 1 heure (h) environ pour la zopiclone et 1,8 h pour le zolpidem. Un effet de premier passage hépatique limite sa biodisponibilité à 70% environ.

Les imidazopyridines comme les cyclopyrrolones subissent oxydation, déméthylation et hydroxylation ; leur métabolisation est importante puisque 4 à 5% seulement de la dose de zopiclone est éliminée sous forme inchangée. Elle a, comme son métabolite actif, une demi – vie d'élimination variable, oscillant entre 3 et 6 h, allant jusqu'à 8 h chez l'insuffisant hépatique ou le sujet âgé. Le zolpidem a une demi-vie constamment plus brève, de l'ordre de 2,4 h.

Ces molécules franchissent également la barrière fœto-placentaire et passent dans le lait.

Buspirone

La buspirone subit un effet de premier passage encore plus conséquent puisque 95% de la dose est directement détruite, avec donc une biodisponibilité systémique voisine de 5%, variable suivant les sujets (fourchette de 1 à 15% environ). Comme pour d'autres médicaments subissant un important effet de premier passage, la réplétion gastrique modifie peu la résorption de la buspirone, mais limite considérablement l'effet hépatique.

La résorption de l'étifoxine (STRESAM®) est satisfaisante, avec un pic plasmatique en 2 heures.

Hydroxyzine

L'hydroxyzine est également presque totalement métabolisée dans le foie, livrant notamment de la cétirizine, un antihistaminique d'usage courant, l'ensemble étant éliminé par voie urinaire. Ce catabolisme important explique la nécessaire réduction de posologie chez l'insuffisant hépatique [12].

L'intoxication à l'hydroxyzine détermine à fortes doses des troubles de la repolarisation caractéristiques à l'électrocardiogramme. L'intoxication aiguë se traduit par un coma convulsif avec les signes d'imprégnation atropinique (mydriase, tachycardie, fièvre), dépression respiratoire, fièvre éventuelle. Un collapsus peut survenir. Le traitement est symptomatique, avec administration de diazépam en prévention des épisodes convulsifs et de physostigmine s'il convient de limiter les signes atropiniques.

1.3. RÉGLEMENTATIONS

Au Bénin, il n'existe pas une réglementation de l'utilisation des anxiolytiques.

En France, l'ANSM mène plusieurs actions à savoir ;

- Amélioration de l'information des professionnels de santé et des patients,
- Encadrement de la prescription et de la délivrance,
- Prévention du risque de soumission chimique et d'abus
- Surveillance sanitaire.

Article R5132-21 du code de santé publique français

Une prescription de médicaments relevant des listes I et II ne peut être faite pour une durée de traitement supérieure à douze mois.

Toutefois, pour des motifs de santé publique, pour certains médicaments, substances psychotropes ou susceptibles d'être utilisées pour leur effet psychoactif, cette durée peut être réduite, sur proposition du directeur général de l'Agence Française de Sécurité Sanitaire des Produits de Santé après avis des conseils nationaux de l'ordre des médecins, de l'ordre des pharmaciens et de la commission d'autorisation de mise sur le marché ainsi qu'après avis de la commission nationale des stupéfiants et des psychotropes, par arrêté du ministre chargé de la santé.

Par exemple, cette durée est réduite à :
- 4 semaines pour les hypnotiques ;
- 2 semaines pour Rohypnol® ;
- 12 semaines pour les anxiolytiques ;
- 12 semaines pour le clonazépam ;
- 4 semaines pour le clorazepate dipotassique 20 mg

Article R5132-22 du Code de Santé Publique français

Les pharmaciens ne sont autorisés à effectuer la première délivrance de ces médicaments que sur présentation d'une ordonnance datant de moins de trois mois.

La délivrance d'un médicament relevant de la liste I ne peut être renouvelée que sur indication écrite du prescripteur précisant le nombre de renouvellements ou la durée du traitement.

La délivrance d'un médicament relevant de la liste II peut être renouvelée lorsque le prescripteur ne l'a pas expressément interdit.

Dans tous les cas, le ou les renouvellements ne peuvent être exécutés que dans la limite du délai de traitement mentionné à l'article R. 5132-21.

Les dispensateurs sont tenus d'exécuter les renouvellements selon les modalités définies à l'article R. 5132-14, sous réserve des dispositions de l'article R. 5121-95.

1.4. REVUE DE LITTERATURE

Notion de dose définie journalière [2]

Les données de consommation identifiées ont été rapportées au nombre de doses définies journalières (DDJ) pour 1000 habitants par jour, soit le nombre de patients pour 1000 habitants et par jour. Établie sous l'égide de l'OMS, la Dose Définie Journalière constitue une posologie de référence qui ne reflète pas nécessairement la posologie recommandée par l'AMM ni la posologie effective : elle constitue un étalon de mesure. L'usage des DDJ élimine ainsi les difficultés de mesure liées à l'hétérogénéité des tailles de conditionnement et de dosage des médicaments commercialisés. Pour tenir compte des différences de population d'un pays à l'autre, le nombre de DDJ est divisé par le nombre total d'habitants. Par convention, les résultats sont présentés pour mille habitants et par jour (DDJ/1000H/J). Cet indicateur rend donc possible les comparaisons de consommations et permet de calculer, le cas échéant, une consommation moyenne internationale. Son interprétation doit cependant être prudente et il convient en particulier de ne pas établir de corrélation entre l'évolution de la consommation et celle du nombre de patients exposés. Ainsi, la baisse du nombre de DDJ peut correspondre à une moindre consommation individuelle sans que le nombre total de consommateurs ait pour autant diminuer.

1.4.1. Etat des connaissances sur la consommation dans le monde

Parmi les pays étudiés, la France est le deuxième pays consommateur d'anxiolytiques, soit environ 50 DDJ (après le Portugal, 80 DDJ) et d'hypnotiques, soit 35 DDJ (après la Suède, 52 DDJ) en 2009 [2].

La hausse des pratiques de prescription a été localisée dans les zones les plus défavorisées (β standardisé 0,31), mais aussi dans les zones à faible proportion de minorités ethniques (noir ou noir britannique = -0,22 ; asiatiques ou asiatiques britannique = -0,12). Une plus faible proportion de médecins femmes prescrit les benzodiazépines. [17]

En Norvège, le journal European Journal of Clinical Pharmacology de mars 2012 a publié que les taux d'incidence d'un an pour 1000 habitants étaient de 18,2 pour les anxiolytiques ; 24,5 pour les hypnotiques et 35,4 pour les anxiolytiques et les hypnotiques combinés. Les généralistes et les psychiatres ont été les initiateurs du traitement respectivement à 75,4% et 2,4%. Seulement 30,8% ont reçu des traitements à court terme comme recommandé. L'utilisation à long terme (11,8%) et l'utilisation lourde (1,4%) étaient les plus initiées par un médecin généraliste. Mais le risque à la fois à long terme d'une utilisation intensive était le plus élevé chez les patients initialement traités par un psychiatre [18].

M. Rubio-Valera et al en avril 2012 en Catalogne révèle que 34,0% des patients ont reçu en soins primaires des psychotropes pendant plus de douze (12) mois. Les anxiolytiques sont les plus couramment prescrits avec un pourcentage de 22,0%. Des taux plus élevés de prescriptions ont été enregistrés chez les femmes [19].

Les résultats de la deuxième enquête nationale australienne de la psychose objective que 17,8% de sujets ont utilisé les anxiolytiques / hypnotiques [20].

Une étude pour évaluer l'effet des anxiolytiques ou hypnotiques sur la mortalité a été menée en Norvège. La proportion d'utilisation des anxiolytiques ou hypnotiques était de 6,6% chez les hommes et de 16,2% chez les femmes [21].

Il y a un autre problème qui a surgi à partir de la surprescription de benzodiazépines : l'abus illicite. Il y a probablement au moins 140 000 utilisateurs de benzodiazépines au Royaume-Uni, et le nombre continue d'augmenter. Jusqu'à 90% des agresseurs polyconsommateurs dans le monde entier prennent aussi des benzodiazépines, et environ 50% des alcooliques qui fréquentent les unités de désintoxication se les procurent illégalement. Parfois, certains comprimés de benzodiazépines sont écrasés et injectés par voie intraveineuse [22].

Entre 1990-1996 plus de 1800 décès ont été attribués à une surdose de benzodiazépines dans les suicides, les accidents et les causes indéterminées. Dans environ deux tiers de ces cas, les benzodiazépines ont été prises isolément, dans un tiers avec de l'alcool ou d'autres drogues. Les benzodiazépines sont prises dans 40% des auto-empoisonnements. La combinaison des benzodiazépines avec des opiacés provoque environ 100 décès chaque année chez les toxicomanes à Glasgow [22].

L'étude « Threecity »(2012) effectuée dans la population française sur des sujets de 65 ans ou plus qui ont été suivis pendant 7 ans a révélé certains faits. L'utilisation chronique de benzodiazépines était significativement associée à un plus faible niveau cognitif latent ($\beta = -1,79$ SE $= 0,25$ p $= < 0,001$) [32].

Belleville G et al ont fait une enquête longitudinale par panel dans la population canadienne sur 14 117 personnes âgées de 18 ans à 102 ans. Les sujets qui ont déclaré avoir utilisé des anxiolytiques ou hypnotiques au cours du mois passé, ont eu des risques de mortalité 3,22 fois (95% CI 2,70 à 3,84) plus élevés que pour ceux qui n'ont pas utilisé anxiolytiques ou hypnotiques. L'usage de drogues sédatives est associé à une augmentation faible mais significative du risque de mortalité. De plus la recherche est nécessaire pour confirmer les mécanismes par lesquels la consommation de drogues sédatives augmente le risque de mortalité [15].

Quant à la France, un rapport [2] de l'ANSM publie en janvier 2012 que :

- 64,9 millions de boîtes d'anxiolytiques dérivés de la benzodiazépine ont été vendues en ville. Ces molécules représentaient, en 2010, 83,3% de la consommation totale d'anxiolytiques exprimée en nombre de DDJ ;

- 48,2 millions de boîtes d'hypnotiques dérivés ou apparentés aux benzodiazépines ont été vendues en ville. Ces molécules représentaient en 2010 76,3% de la consommation totale d'hypnotiques et de sédatifs exprimée en nombre de DDJ ;

- 9,7 millions de boîtes de tétrazépam ont été vendues en ville. Le tétrazépam représentait 57,9% de la consommation totale, exprimée en nombre de DDJ, des myorelaxants d'action centrale ;

- 5,9 millions de boîtes de clonazépam ont été vendues en ville. Le clonazépam représentait 12,5% de la consommation totale d'antiépileptiques, exprimée en nombre de doses définies journalières ;

- 20,0% de la population française a consommé au moins une fois une benzodiazépine ou apparentée.

1.4.2. Etat des connaissances sur la consommation en Afrique

Très peu d'études sont faites en Afrique.

En Afrique du Sud, dans une étude menée en 2007, KAIRUZ et TRUTER [4] ont noté que sur 27 080 sujets enquêtés, 8084 soit 30% consommaient des benzodiazépines. L'âge moyen des patients recevant des benzodiazépines était 43,17 ans (écart-type 14,42 ans). La prescription de benzodiazépines était plus fréquente chez les femmes (55,64%). Le diazépam (13,36%), la zopiclone (13,19%) et l'oxazépam (12,03%) étaient les ingrédients les plus fréquemment prescrits actifs.

Nous avons noté une vente importante des anxiolytiques à Parakou notamment le diazépam. Voir le Tableau I.

Tableau I : Vente des anxiolytiques dans la commune de Parakou [27-29]

Molécule	Vente	Source
	29 516 450 F	CAME Parakou année 2011
Diazépam	709 950 F	GAPOB Parakou septembre 2012
	257 905 F	UBPHAR Parakou septembre 2012

Cet état des lieux sur la consommation des anxiolytiques permet de circonscrire le phénomène mais surtout de définir le cadre et la méthodologie de travail.

2. CADRE ET METHODES

2.1. CADRE D'ETUDE

Notre étude s'est déroulée dans la commune de Parakou qui est une ville cosmopolite ayant une superficie de 441 km² [23].

Parakou, une commune à statut particulier du département du Borgou compte 3 arrondissements pour une population de 216 704 habitants [24].

Capitale régionale du Nord Bénin, la ville de Parakou est à 407 km de Cotonou. Elle représente un important carrefour des grands axes routiers [25].

Parakou est dans la zone sanitaire Parakou N'Dali et est subdivisé en six (6) aires sanitaires [23].

Le climat est de type tropical humide (climat Sud soudanien). Il se caractérise par l'alternance d'une saison de pluies (Mai à Octobre) et d'une saison sèche (Novembre à Avril). La précipitation moyenne annuelle est de 1 200 mm [25].

La commune de Parakou se trouve à 9°21' de latitude Nord, à 2°36' de longitude Est à une altitude moyenne de 350 m [25].

Les principaux groupes socioculturels sont : les Baatombou qui constituent 29,4% de la population, suivis par les Fon (18,7%), les Dendi (15,4%), les Yoruba et apparentés (14,9%) les Bètammaribè (5,4%) les Yom et Lokpa (5,1%), les Peulh (4,4%) et les Adja (2,9%). Les autres groupes sont estimés à 3,8% [26].

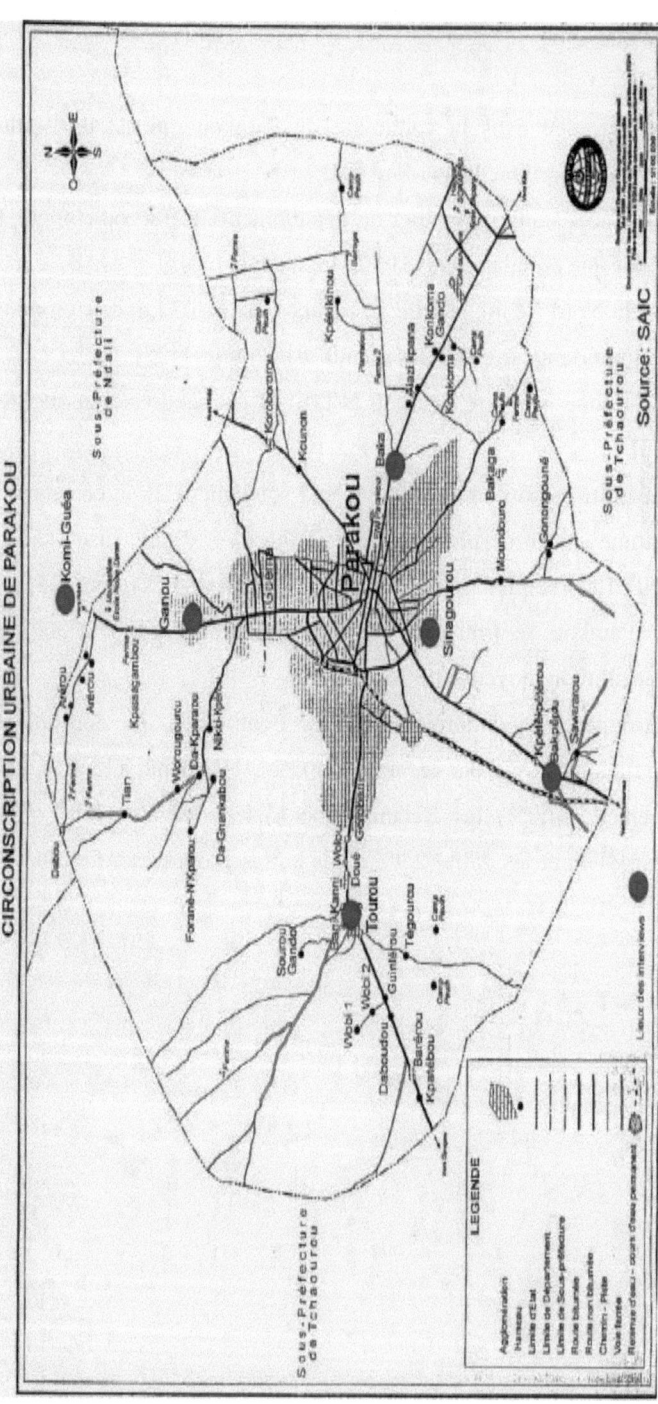

Figure 2 : Carte de la circonscription urbaine de Parakou

Utilisation des anxiolytiques dans la commune de Parakou : fréquence et facteurs associés

L'évolution démographique de la commune de Parakou de 2002 (149 819 habitants) à 2012 (216 704 habitants) [24] est transcrite en tableaux. Voir annexe 1.

2.2. CADRE CONCEPTUEL

2.2.1. Schéma

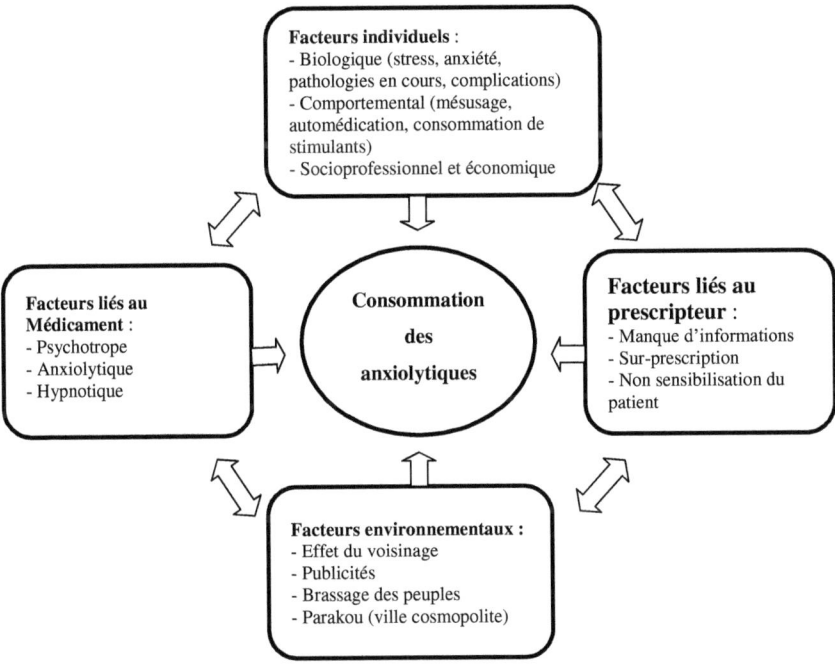

Figure 3 : Cadre conceptuel

2.2.2. Notes explicatives

La consommation des anxiolytiques dépend de 4 facteurs à savoir les facteurs liés au médicament lui-même, les facteurs liés au prescripteur, les facteurs liés au consommateur et ceux liés à l'environnement.

2.2.2.1. Facteurs liés au médicament.

Les facteurs liés au médicament sont relatifs aux propriétés pharmacologiques des anxiolytiques. Ils sont consommés du fait de leur propriété anxiolytique, myorelaxante et hypnotique. Ils peuvent induire aussi une dépendance lors d'une utilisation chronique.

2.2.2.2. Facteurs liés au prescripteur

Le soignant dans les situations d'anxiété et d'insomnie prescrit les anxiolytiques. En l'absence d'une bonne formation, le prescripteur dispose peu d'informations sur la prescription des anxiolytiques. Parfois il ne sensibilise pas suffisamment le patient sur les risques liés à la consommation prolongée des anxiolytiques et sur l'arrêt du traitement. De même, les différents anxiolytiques sont en vente libre dans nos différentes officines et sont même disponibles sur le marché informel.

2.2.2.3. Facteurs individuels

L'état biologique de certaines personnes motive la consommation des anxiolytiques notamment le stress, l'anxiété, l'hypertension artérielle, les pathologies sur grossesse et l'insomnie. La situation socioprofessionnelle et économique précaire conduit certains sujets à consommer les anxiolytiques. Cet usage est irrationnel et dominé par l'automédication.

2.2.2.4. Facteurs environnementaux

Ces derniers sont liés à la consommation des anxiolytiques dans le voisinage, aux conseils des proches souvent sous informés et aussi aux publicités (internet, affiches). La situation de ville cosmopolite favorise le brassage culturel et notamment l'automédication.

Ces différents facteurs sont liés entre eux et amplifient la consommation des anxiolytiques.

2.3. MÉTHODES D'ÉTUDE

2.3.1. Définition opérationnelle

Sera considérée comme utilisant un anxiolytique, toute personne recevant par voie orale ou parentérale un médicament ayant des propriétés anxiolytiques au moins une fois dans sa vie. Egalement toute personne utilisant un anxiolytique à des fins diverses.

2.3.2. Type et période d'étude

Il s'agit d'une étude transversale descriptive à visée analytique.
L'enquête a duré du 1er mars 2012 au 31 août 2012.

2.3.3. Population d'étude

La population d'étude est composée des sujets qui remplissent les critères d'inclusion.

2.3.3.1. Critères d'inclusion

Ont été inclus dans l'étude, les sujets remplissant les critères suivants :
- résider dans le quartier depuis au moins six mois ;
- être âgé au moins de 18 ans ;
- donner son consentement éclairé ;

2.3.3.2. Critères de non inclusion

Ne font pas partie de notre étude les sujets ne pouvant pas répondre aux questions de l'enquêteur et / ou ayant refusé de se soumettre à notre questionnaire.

2.3.4. Echantillonnage

2.3.4.1. Méthodologie

La méthode probabiliste a été utilisée avec un tirage au hasard de la population d'étude.

2.3.4.2. Technique d'échantillonnage

La technique de sondage en grappes à deux degrés a été utilisée. Nous avons travaillé avec 30 grappes.

2.3.4.3. Taille de l'échantillon

La taille de l'échantillon est obtenue, par la formule de SCHWARTZ

$N = k\varepsilon^2 p.q/i^2$ où

N (effectif de l'échantillon),

i (précision souhaitée pour nos résultats est de 5%),

p (proportion observée ou attendue de sujets consommant les anxiolytiques et les hypnotiques 30% [4],

q = 1-p ici q = 1-0,30,

ε = écart réduit c'est-à-dire la valeur qui prend en compte le risque d'erreur consenti 1,96 pour un risque d'erreur consenti de 5%,

k = effet grappe prenant en compte le type d'échantillonnage, ici k = 2

Par cette formule de la taille de l'échantillon :

N = 2 x 0,21 x 3,84 /0,0025 = 645,39 soit 645

Nous avons estimé la population des non-répondants à 10 % de l'effectif de l'échantillon.

L'effectif de l'échantillon étant à 645,39, la proportion des non-répondants est estimée à 64,54. Ceci ajouté à l'effectif de l'échantillon, nous permet ainsi d'obtenir la taille de notre échantillon de travail chiffrée à 709,93 soit **710**.

2.3.4.4. La procédure

i. Taille de chaque grappe

La population de travail étant de 710, la population par grappe fut 710/30 soit 23,67 que nous avons arrondis à 24. La taille de notre population de travail a été 24 x 30 = **720 sujets**.

ii. Sélection des grappes

La base de sondage a été déterminée en établissant la liste de façon aléatoire des quartiers par arrondissement en affectant à chaque quartier son effectif. Nous avons déterminé l'effectif cumulé. Nous avons au total 41 quartiers [24].

Le pas de sondage est déterminé par la division de la population totale de Parakou en 2012 qui est de 216 704 habitants [24] par le nombre total de grappes qui est 30. Soit 216 704 / 30 ce qui fait 7223,47. Nous arrondissons à 7223.

Le choix de la localisation de la première grappe a été fait en prenant un chiffre entre 1 et le pas de sondage (7223).

A l'aide d'une calculatrice, nous avons choisi les yeux fermés et à tout hasard 4 chiffres. Le nombre 1775 a été choisi nous permettant de localiser la première grappe.

Les autres grappes ont été choisies à partir de ce nombre (1775).

A ce nombre, nous avons ajouté à chaque fois le pas de sondage qui était 7223. Par ce procédé, nous avons réparti nos différentes grappes dans les différents quartiers de Parakou. En utilisant la base de sondage et le pas de sondage, nous avons obtenu le Tableau II :

Tableau II : Répartition des grappes par quartier [24]

Arrondissement	Quartier	Population	Nombre de grappe(s) par quartier
Premier	ALAGA	7 293	1
	ALBARIKA	9 860	2
	CAMP ADAGBE	5 980	1
	KPEBIE	3 881	1
	TOUROU II	2 133	1
	TOUROU IV	5 896	1
	TOUROU VI	1 189	1
	KABASSIRA	1 256	1
	MADINA	5 225	1
	SINAGOUROU	7 652	1
	TITIROU	13 113	2
	ZAZIRA	4 971	1
Deuxième	BANIKANNI	31 673	5
	KOROBOROU	2 128	1
	LADJI FARANI	14 256	2
	ZONGO ZENON	4 717	1
Troisième	AMANWIGNON – DOKPAROU	5 191	1
	GANOU	3 305	1
	GUEMA	6 573	1
	WANSIROU	6 923	1
	SWINROU	4 449	1
	ZONGO II	15 970	2
	Total grappes		**30**

iii. Sélection des ménages et des personnes.

Nous nous sommes placés au centre géographique du quartier. Nous avons en tournant une bouteille au sol choisi une direction au hasard (celle indiquée par le goulot). Nous avons compté le nombre de maisons dans la direction choisie et les avons numérotées. Toutes les maisons ayant un chiffre pair ont été visitées. Tous les ménages dans lesquels il y a au moins une personne âgée de 18 ans et plus ont été choisis.

Dans un ménage, nous avons listé et numéroté les personnes âgées de 18 ans et plus. Nous avons choisi au hasard un pas de sondage qui était deux (2). Nous avons tiré au hasard la première personne à enquêter. Nous avons ajouté chaque fois deux (2) au numéro de la personne choisie pour déterminer le numéro du prochain à enquêter.

Lorsque le nombre de personnes n'a pas été atteint après la visite de toutes les maisons identifiées, le processus a été repris à partir du centre du quartier jusqu'à l'obtention du nombre de personnes souhaité.

Tous les sujets ne pouvant pas répondre à nos questions ou qui se sont opposés à l'entretien ont été laissés. Les ménages dans lesquels nous n'avons pas rencontré de membres ont été sautés.

2.3.5. Variables

2.3.5.1. Variable dépendante

Personne ayant utilisé des anxiolytiques.

2.3.5.2. Variables indépendantes

i. Caractéristiques socio-démographiques

Ce sont les données relatives à l'âge, à la nationalité, au sexe, au groupe socioculturel, à la profession, à l'état civil, à la religion et au lieu de résidence.

ii. Caractéristiques cliniques

Ces variables ont concerné les antécédents, l'état d'anxiété, l'état de stress, l'état d'angoisse, l'existence ou non d'évènements significatifs.

iii. Caractéristiques comportementales et environnementales

La prise ou non des stimulants, l'enquête sociale, la prise ou non d'anxiolytiques, la prise individuelle ou en groupe, le lieu d'achat des différents médicaments consommés, la prise avec de l'alcool ou non, les différents types de prescripteurs, les modalités de prise des médicaments et sa durée.

2.3.6. Collecte des données

2.3.6.1. Méthode de collecte

La méthode d'entrevue face à face individuelle a été utilisée. Les sujets ont été interrogés par interview directe.

Les enquêteurs (étudiants en 3ème, 4ème et 5ème année à la Faculté de Médecine) ont été préalablement formés à l'administration du questionnaire ainsi que sa traduction en langues locales par les psychiatres et autres experts locaux afin de s'assurer de la bonne compréhension et de l'homogénéité des données. Des traducteurs ont été sollicités localement.

Un questionnaire a été élaboré.

2.3.6.2. Outils de collecte

Les données ont été recueillies à l'aide d'un questionnaire (confère annexe 2). Une pré-enquête a été faite sur 10 sujets qui sont choisis au hasard hors de la population d'étude afin d'ajuster le questionnaire.

2.3.7. Plan d'analyse

Les données collectées ont été traitées et analysées avec les logiciels Epi-Info 3.5. Microsoft Excel (Microsoft office 2007) a été utilisé pour la réalisation des graphiques.

Le logiciel Microsoft Word 2007 a servi pour le traitement de texte.

Les variables qualitatives ont été exprimées par simple dénombrement ainsi que leur pourcentage.

Les proportions sont exprimées avec leur intervalle de confiance à 95%.

Les variables quantitatives en moyenne avec un écart-type.

La comparaison des proportions et pourcentages est effectuée avec le test Chi-2 (ou le test exact de Fisher selon le cas), celle des moyennes avec le test t de Student.

Le test chi 2 de PEARSON et l'Odd Ratio (OR) ont été utilisés pour rechercher des relations statistiquement significatives entre les facteurs et l'utilisation des anxiolytiques.

Le seuil de signification statistique (α) a été fixé à 5%.

2.4. CONSIDERATIONS ETHIQUES

Le Comité National d'Ethique a autorisé l'enquête. Les autorités administratives de la ville de Parakou ont été informées et leur approbation a été obtenue avant le démarrage de l'étude. Une sensibilisation des habitants des quartiers retenus a été effectuée quelques jours auparavant par voie conventionnelle (crieurs publics et média). Le but de cette étude a été expliqué aux populations. Les règles de courtoisie et de respect de l'intimité sont observées au sein de chaque ménage.

Le consentement oral éclairé de chaque enquêté a été obtenu avant l'interview. La confidentialité des données a été respectée.

2.5. DIFFICULTES RENCONTREES

Les premières difficultés que nous avons rencontrées sont la rareté de documentation sur le sujet au Bénin. De même, l'absence d'une structure qui réglemente et évalue la prescription des anxiolytiques au Bénin.

Certains quartiers ont été difficiles d'accès. Nous avons dû recruter des guides.

Les personnes enquêtées sont en majorité analphabètes et ne se rappellent pas avoir pris un anxiolytique. Ceux qui se rappellent en avoir consommé se remémorent difficilement la posologie administrée.

Le cadre et la méthode ont été définis. Nous avons parcouru les différents quartiers de Parakou sélectionnés pour recueillir les données. Ces données ont été traitées et ont été présentées.

3. RESULTATS

3.1. CARACTERISTIQUES DE LA POPULATION D'ETUDE

Au terme de notre enquête, 720 personnes ont été recensées.

3.1.1. Nationalité

Diverses nationalités ont été rencontrées. Les Béninois représentaient 97,1%.

3.1.2. Ethnies

Les Baatombou comptaient pour 36,8%. Voir le Tableau III

Tableau III : Répartition de la population d'étude en fonction de l'ethnie

Ethnie	Effectif	Pourcentage
Baatombou	265	36,8%
Fon et apparentés	187	26,0%
Nagot et apparentés	112	15,6%
autres ethnies	101	14,0%
Dendi	55	7,6%
Total	720	100,0%

3.1.3. Age et sexe

La proportion des hommes enquêtés a été 56,7%. La tranche d'âge des 18 à 25 ans était la plus rencontrée avec une proportion de 38,7%. Alors que chez les femmes, la tranche d'âge des 26 à 35 ans était la plus fréquente chiffrée à 34,0%. Voir la Figure 4

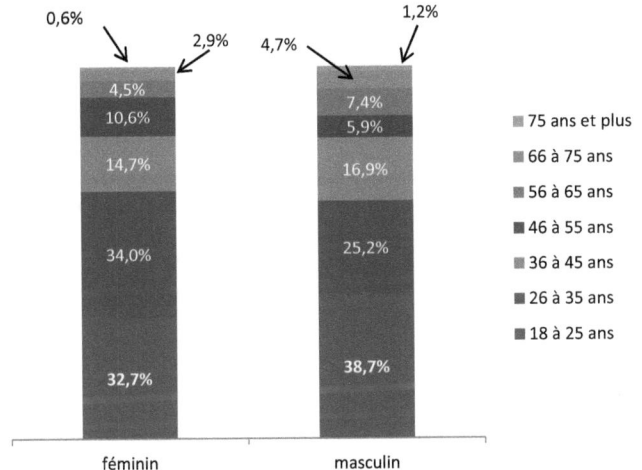

Figure 4 : Répartition de la population d'étude en fonction de la classe d'âge et du sexe

3.1.4. Résidence des enquêtés

Quarante-neuf pour cent environ soit 48,8% des enquêtés vivaient dans la maison familiale. Alors que 33,9% étaient en location et 15,6% vivaient dans leur propre maison. 1,8% résidaient dans la maison d'un tiers.

3.1.5. Les antécédents personnels

Les antécédents étaient sans particularités chez 66,6% des enquêtés. Par contre 10,3% avaient une arthrose et 9,9% avaient souffert d'une maladie ulcéreuse.

3.1.6. Prise de stimulants

En ce qui concerne la consommation des stimulants, 77,4% de la population étudiée en consommaient. Les antalgiques (42,9%), les anti-inflammatoires (31,7%) et d'autres produits sont consommés comme stimulant.

3.1.7. Alcool

L'alcool en général était consommé par 62,1% de personnes. La bière était consommée par 48,3% et l'alcool local par 22,2% de la population d'étude.

3.1.8. Religion

Les enquêtés pratiquaient différentes religions. Les musulmans étaient en tête avec 51,4%. (Voir le Tableau IV)

Tableau IV : Répartition de la population d'étude en fonction de la religion

Religion	Effectif	Pourcentage
Musulman	370	**51,4%**
Chrétien	305	42,4%
Endogène	33	4,6%
Pas de religion	10	1,4%
New age	2	**0,3%**
Total	720	100,0%

3.1.9. Profession

Dans notre population d'étude, 71,0% avaient une formation. Seuls 84,3% l'exerçaient. Les artisans représentaient 30,7%. Les commerçants suivaient avec 26,2% et les cultivateurs avec 12,7%.

3.1.10. Revenu mensuel

Moins de 36 000 F CFA étaient gagnés par mois par 71,5%. Par contre, 4,2% gagnaient plus de 105 000 F CFA. Le revenu mensuel moyen était de 38 271,5 F CFA.

3.1.11. Situation matrimoniale

Les mariés représentaient 53,1%. Les célibataires faisaient 36,8%. Et 37,5% des mariés étaient polygames

3.1.12. Anxiété et stress

L'anxiété psychique moyenne avait été développée par 47,5%. 64,4% ne développaient pas d'anxiété somatique. Mais 96,5% manifestaient un état de stress moyen comme représenté dans le Tableau V.

Tableau V : Répartition de la population en fonction de l'état d'anxiété et de stress par sexe

État	Sexe		dans la population (%)
	féminin (%)	masculin (%)	
anxiété psychique moyen	**44,9**	**49,5**	**47,5**
pas d'anxiété psychique	31,7	25,5	28,2
anxiété psychique pathologique	23,4	25	24,3
pas d'anxiété somatique	**63,8**	**65**	**64,4**
anxiété somatique moyen	23,7	23,5	23,6
anxiété somatique pathologique	12,5	11,5	11,9
stress moyen	**95,2**	**97,5**	**96,5**
pas de stress	3,2	2,2	2,6
stress pathologique	**1,6**	**0,2**	**0,8**

3.2. PRÉVALENCE DE L'UTILISATION DES ANXIOLYTIQUES

Nous avons dénombré 163 personnes qui avaient utilisé au moins une fois dans leur vie un anxiolytique sur les 720 retenues soit une prévalence de **22,6% IC à 95% (19,7% - 25,9%)**.

Le diazépam avait été consommé à hauteur de 95,7% par rapport aux autres BZD comme représenté dans le Tableau VI

Tableau VI : Répartition des différents anxiolytiques consommés

Anxiolytique consommé	Pourcentage	IC à 95%		p (Chi 2)
Diazépam	95,7%	91,4%	98,3%	0,000
Bromazépam	4,9%	2,1%	9,4%	0,000
Clorazépate dipotassique	1,8%	0,4%	5,3%	0,001
Prazépam	1,2%	0,1%	4,4%	0,008

Il existe un lien statistique significatif entre les différentes molécules consommées et la consommation.

3.3. FACTEURS ASSOCIES A LA CONSOMMATION DES ANXIOLYTIQUES

3.3.1. Facteurs socio-démographiques

3.3.1.1. Arrondissement

Au terme de notre enquête, 44,2% des consommateurs vivaient dans le 1er arrondissement (représentant 21,4% des enquêtés du 1er arrondissement), 33,7% dans le 2ème (représentant 25,5% des enquêtés du 2ème arrondissement) et 22,1% dans le 3ème (ils ont fait 21,4% des enquêtes du 3ème arrondissement). La répartition par arrondissement et par sexe est représentée dans la Figure 5.

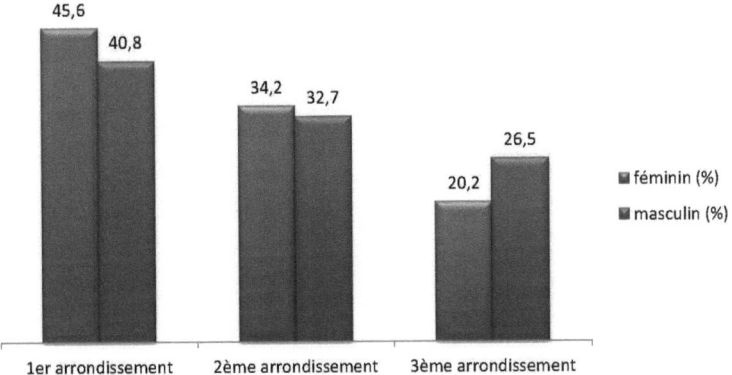

Figure 5 : Répartition des consommateurs par arrondissement et par sexe

Tests statistiques

Chi 2 = 1,4052 ; degré de liberté = 2 ; p (Chi 2) = 0,4953.

3.3.1.2. Quartier de ville

Un taux de consommation de 23,3% a été enregistré à Banikanni. Par contre 0,6% a été objectivé à Koroborou. Le reste des répartitions a été détaillé dans le Tableau VII

Tableau VII : Répartition des consommateurs en fonction des quartiers

Quartier	Effectif	Pourcentage par rapport au quartier	Pourcentage par rapport aux consommateurs	Intervalle de Confiance à 95%	
Banikanni	38	31,7%	**23,3%**	17,1%	30,6%
Albarika	12	25,0%	7,4%	3,9%	12,5%
Ladjifarani	11	22,9%	6,7%	3,4%	11,8%
Titirou	11	22,9%	6,7%	3,4%	11,8%
Guema	9	**37,5%**	5,5%	2,6%	10,2%
Zongo 2	9	18,8%	5,5%	2,6%	10,2%
Alaga	7	29,2%	4,3%	1,7%	8,6%
Camp Dagbe	7	29,2%	4,3%	1,7%	8,6%
Kabassira	7	29,2%	4,3%	1,7%	8,6%
Kpebie	7	29,2%	4,3%	1,7%	8,6%
Swinrou	6	25,0%	3,7%	1,4%	7,8%
Amanwignon – Dokparou	5	20,8%	3,1%	1,0%	7,0%
Tourou 4	5	20,8%	3,1%	1,0%	7,0%
Zongozénon	5	20,8%	3,1%	1,0%	7,0%
Ganou	4	16,7%	2,5%	0,7%	6,2%
Madina	4	16,7%	2,5%	0,7%	6,2%
Zazira	4	16,7%	2,5%	0,7%	6,2%
Sinagourou	3	12,5%	1,8%	0,4%	5,3%
Tourou 6	3	12,5%	1,8%	0,4%	5,3%
Wansirou	3	12,5%	1,8%	0,4%	5,3%
Tourou 2	2	8,3%	1,2%	0,1%	4,4%
Koroborou	1	4,2%	0,6%	0,0%	3,4%
Total	**163**		**100,0%**		

Tests statistiques

Chi 2 = 24,9011 ; degré de liberté = 21 ; p (Chi 2) = 0,2515 > 0,05.

3.3.1.3. Ethnies

Chez les Fon et apparentés était retrouvée une consommation de 38,7% (IC à 95% : 31,1%-46,6%) de la population des consommateurs. Chez les Dendi, la consommation était de 9,2% (IC à 95% : 5,2%-14,7%). La proportion des autres ethnies a été détaillée dans le Tableau VIII.

Tableau VIII : Répartition des consommateurs en fonction de l'ethnie

Ethnie	Effectif	Pourcentage spécifique	Pourcentage
Fon et apparentés	63	33,7%	**38,7%**
Baatombou	44	16,6%	27,0%
Nagot et apparentés	23	20,5%	14,1%
Autres	18	17,8%	11,0%
Dendi	15	27,3%	**9,2%**
TOTAL	163	22,6%	100,0%

Tests statistiques

Chi 2 = 20,8461 ; Degré de liberté = 4 ; p (Chi 2) = 0,0003<0,05.

3.3.1.4. Age

Il a existé un lien statistiquement significatif entre la tranche d'âge et la consommation des anxiolytiques. La répartition par tranche d'âge est représentée dans le Tableau IX

Tableau IX : Répartition des consommateurs en fonction de la tranche d'âge

Age	Effectif	Pourcentage spécifique	Pourcentage	Intervalle de Confiance à 95%	
26 à 35 ans	59	28,2%	36,2%	28,8%	44,1%
36 à 45 ans	34	29,6%	20,9%	14,9%	27,9%
18 à 25 ans	31	11,9%	19,0%	13,3%	25,9%
46 à 55 ans	17	29,8%	10,4%	6,2%	16,2%
56 à 65 ans	11	25,0%	6,7%	3,4%	11,8%
66 à 75 ans	11	39,3%	6,7%	3,4%	11,8%
Total	163		100,0%		

Tests statistiques

Chi 2 = 32,2265 ; Degré de liberté = 6 ; p = 0,0000< 0,05.

3.3.1.5. Sexe

L'utilisation des anxiolytiques chez les femmes était 69,9% des consommateurs avec un IC à 95% : 62,3 – 76,9. Le sexe ratio était 0,4 ; soit environ deux femmes pour un homme. Voir la Figure 6.

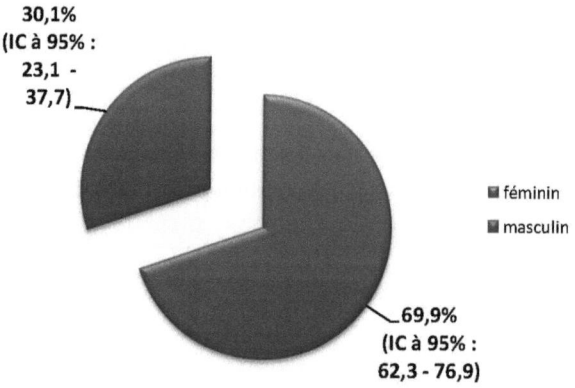

Figure 6 : Répartition des consommateurs en fonction du sexe

Tests statistiques : Chi 2 = 60,7368 ; p (Chi 2) = 0,0000< 0,05.

3.3.1.6. Situation matrimoniale

Les mariés étaient 63,2% des consommateurs avec un IC à 95% compris entre 55,3% et 70,6% (Voir le Tableau X). Parmi les mariés, les polygames consommateurs étaient 31,5%.

Tableau X : Répartition des consommateurs en fonction de la situation matrimoniale

Situation matrimoniale	Effectif	Pourcentage spécifique	Pourcentage
Marié	103	27,0%	63,2%
Célibataire	31	11,7%	19,0%
Concubinage	21	43,8%	12,9%
Veuf (ve)	5	38,5%	3,1%
Séparé	3	50,0%	1,8%
TOTAL	163	22,6%	100,0%

Tests statistiques
Chi 2 = 40,5845 ; Degré de liberté = 5 ; p = 0,0000< 0,05.

3.3.1.7. Religion

Les chrétiens faisaient 49,7% des consommateurs. L'intervalle de confiance à 95% est compris entre 41,8% et 57,6%. Voir le Tableau XI.

Tableau XI : Répartition des consommateurs en fonction de la religion

Religion	Effectif	Pourcentage par rapport à la religion	Pourcentage par rapport aux consommateurs
Chrétien	81	26,6%	49,7%
Musulman	73	19,7%	44,8%
Endogène	6	18,2%	3,7%
Pas de religion	3	30,0%	1,8%
TOTAL	163	22,6%	100,0%

Tests statistiques

Chi 2 = 5,7309 ; Degré de liberté = 4 ; p = 0,2202> 0,05.

3.3.2. Facteurs économiques

3.3.2.1. Lieu de résidence

Soixante huit (68) consommateurs vivaient en location soit un pourcentage de 41,7 % des consommateurs. Ceux qui vivaient dans la maison familiale étaient 38,7%. Voir le Tableau XII.

Tableau XII : Répartition des consommateurs en fonction de la résidence

Maison	Fréquence	Pourcentage spécifique	Pourcentage	IC 95%
Location	68	27,9%	41,7%	34,1% - 49,7%
maison familiale	63	17,9%	38,7%	31,1% - 46,6%
propre maison	29	26,1%	17,8%	12,3% - 24,5%
maison d'un tiers	3	23,1%	1,8%	0,4% - 5,3%
Total	163		100,0%	

Tests statistiques

Chi 2 = 9,1008 ; degré de liberté = 3 ; p = 0,0280< 0,05.

3.3.2.2. Profession

Parmi les consommateurs, 82,2% avaient une profession. Les apprenants ; élève ou étudiant ou apprenti, représentaient 8,7%. Voir le Tableau XIII

Tableau XIII : Répartition des consommateurs en fonction de leur profession

Profession	Effectif	Pourcentage spécifique	Pourcentage	IC à 95%	
avec profession	134	26,2%	**82,2%**	75,5%	87,7%
Apprenant	22	**11,5%**	13,5%	8,7%	19,7%
sans profession	7	**41,2%**	**4,3%**	1,7%	8,6%
Total	163		100,0%		

Tests statistiques

Chi 2 = 20,7880 ; degré de liberté = 2 ; probabilité = 0,0000< 0,05.

Au sein des 134 personnes qui exercent une profession et qui consomment les anxiolytiques, nous avons le Tableau XIV

Tableau XIV : Répartition des consommateurs en fonction des métiers

Profession	effectif	Total	pourcentage spécifique	Pourcentage
Commerçant	**52**	134	38,8	**38,8**
Artisan	35	**157**	22,3	26,1
Agent de bureau	11	54	20,4	8,2
Ingénieur/technicien	9	17	52,9	6,7
Cultivateur	8	65	12,3	6,0
Enseignant/instituteur	8	30	26,7	6,0
Para médicale	5	9	**55,6**	3,7
Conducteur taxi moto/auto	2	25	8,0	1,5
Agent d'entretien	1	**2**	50,0	0,7
Bouvier	1	4	25,0	0,7
Militaire/paramilitaire	1	8	12,5	0,7
Religieux	1	**2**	50,0	0,7
Tradithérapeute	**0**	4	**0,0**	**0,0**
Total	134	511		100

Tests statistiques

Chi 2 = 37,6236 ; degré de liberté = 12 ; p = 0,0002. < 0,05.

3.3.2.3. Revenu mensuel

Au sein des consommateurs, 68,1% gagnaient moins de 36 000 F CFA. Le gain mensuel moyen était de 43 300, 6 F CFA.

La répartition par tranche est représentée par la Figure 7

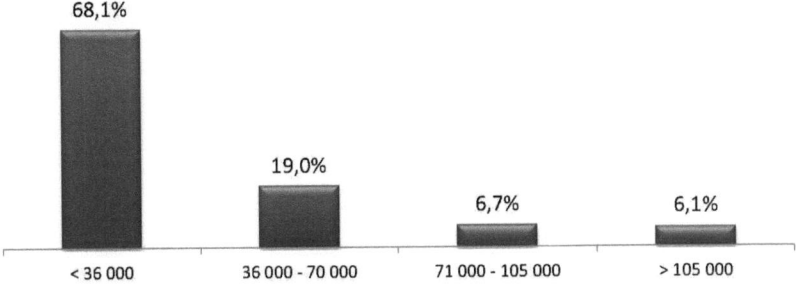

Figure 7 : Répartition des consommateurs en fonction du revenu mensuel

Tests statistiques

Chi 2 = 2,4975 ; Degré de liberté = 3 ; p = 0,4757> 0,05.

ANOVA : T Statistique = 1,8824 ; p = 0,0602

Bartlett (chi square) = 8,6331 ; degré de liberté = 1 ; p = 0,0033 < 0,05

Kruskal-Wallis H (équivalent à Chi deux) = 4,4349, Degré de liberté = 1 ; p = 0,0352 < 0,05

3.3.2.4. Nombre de personnes à charge

Le nombre de personnes à charge des consommateurs varie de zéro (0) à vingt (20). La moyenne a été 5,4 personnes.

Tests statistiques

Chi 2 = 45,6755 ; degré de liberté = 19 ; p = 0,0006< 0,05.

La répartition par tranche a été faite au niveau de la Figure 8

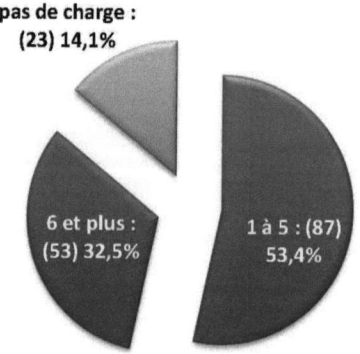

Figure 8 : Répartition des consommateurs en fonction de leur charge

Tests statistiques

Chi 2 = 26,5250 ; degré de liberté = 2 ; p = 0,0000< 0,05.

3.3.3. Facteurs cliniques

3.3.3.1. Les antécédents

Les antécédents étaient sans particularités chez 57,7% des consommateurs. Voir le Tableau XV

Tableau XV : Répartition des consommateurs en fonction de leurs antécédents

Antécédents	Pourcentage	IC à 95%		p (Chi 2)	p (Fisher)
Pas de particularité	**57,7%**	**49,7%**	**65,4%**	**0,004**	**0,003**
HTA	16,0%	10,7%	22,5%	0,000	0,000
Maladie ulcéreuse	15,3%	10,2%	21,8%	0,005	0,007
Arthrose	14,1%	9,2%	20,4%	0,038	0,049
Drépanocytose	2,5%	0,7%	6,2%	0,062	0,082
Hémorroïde	2,5%	0,7%	6,2%	0,479	0,336
Diabète	1,8%	0,4%	5,3%	0,478	0,605
Asthme	1,8%	0,4%	5,3%	0,330	0,439
Hernie	1,2%	0,1%	4,4%	0,123	0,187
AVP	0,6%	0,1%	2,2%		
Calcul rénal	0,6%	0,1%	2,2%		
Dépression	0,6%	0,1%	2,2%		
Hypotendu	0,6%	0,1%	2,2%		
Lombosciatique	0,6%	0,1%	2,2%	0,380	--
Porteur de trait S	0,6%	0,1%	2,2%		
Psychose puerpérale	0,6%	0,1%	2,2%		
Sinusite	0,6%	0,1%	2,2%		

Il existe un lien statistiquement significatif entre antécédent sans particularité, HTA, maladie ulcéreuse, arthrose et la consommation des anxiolytiques.

3.3.3.2. Evènements significatifs

Cinquante quatre pour cent 54,0% (IC à 95% : 46,0% - 61,8%) traversaient un événement significatif.

p (Chi 2) = 0,3023932545 et p (Fisher) = 0,1732239643 > 0,05.

3.3.3.3. Etat d'anxiété

L'anxiété psychique et l'anxiété somatique ont été trouvées. 41,1% des consommateurs avaient une anxiété psychique moyenne. 56,4% n'avaient pas d'anxiété somatique. Le Tableau XVI décrit les différentes répartitions.

Tableau XVI : Répartition des consommateurs en fonction du type d'anxiété et du sexe

Type d'anxiété	Sexe (%)		Total (%)	p (Chi 2)
	Féminin	Masculin		
Anxiété psychique moyen	43,0	36,7	41,1	
Anxiété psychique pathologique	32,5	34,7	33,1	0,0111
Pas d'anxiété psychique	24,6	28,6	25,8	
Pas d'anxiété somatique	57,9	53,1	56,4	
Anxiété somatique moyen	25,4	30,6	27,0	0,0321
Anxiété somatique pathologique	16,7	16,3	16,6	

3.3.3.4. Etat de stress

Presque tous les consommateurs avaient un état de stress moyen. 98,2% pour les femmes et 93,9% pour les hommes. La Figure 9 en est l'illustration.

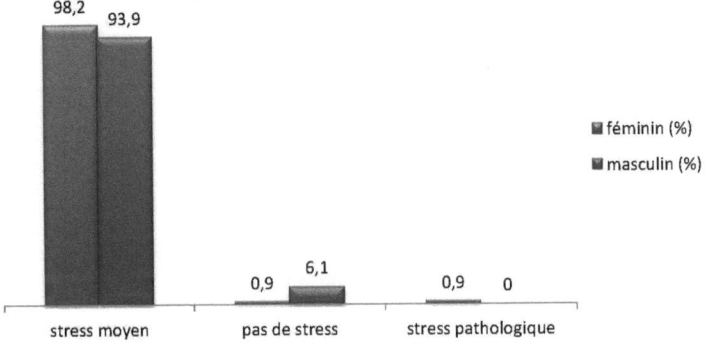

Figure 9 : Répartition des consommateurs en fonction de leur état de stress

Tests statistiques

Chi deux = 0,1531 ; degré de liberté = 2 ; p = 0,9263 > 0,05.

3.3.4. Facteurs comportementaux et environnementaux

3.3.4.1. Nombre de comprimés par prise

En moyenne, 1,4 comprimés étaient consommés par prise. Le nombre de comprimés varie de ¼ à 4 comprimés par prise et 56,4% prenaient 1 comprimé par jour.

3.3.4.2. Nombre de prises par jour

Le nombre de prises variait entre une (1) et trois (3) prises par jour. La moyenne a été de 1,2. 81,0% des personnes enquêtées avouaient avoir pris une (1) prise par jour et 18,4% admettaient être à deux (2) prises par jour.

3.3.4.3. Dernière prise

La dernière prise remontait à moins d'un (1) mois pour 33,1% des consommateurs. La dernière prise pour certains remontait à plus de 10 ans. La moyenne était de 17,3 mois. La répartition a été détaillée dans la Figure 10.

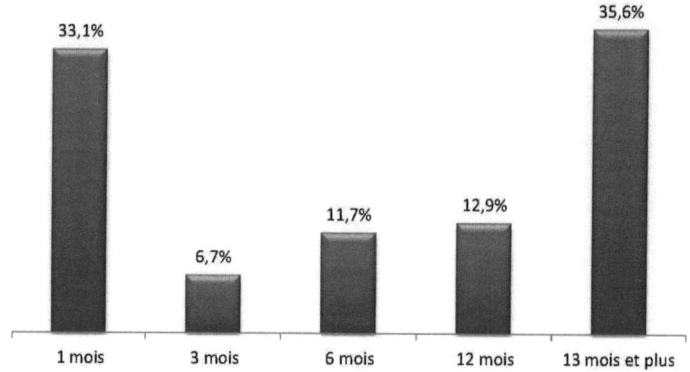

Figure 10 : Répartition en fonction de la date de la dernière prise

3.3.4.4. Fréquence de prise

Une prise quotidienne de 3,1% a été trouvée. Confère la Figure 11.

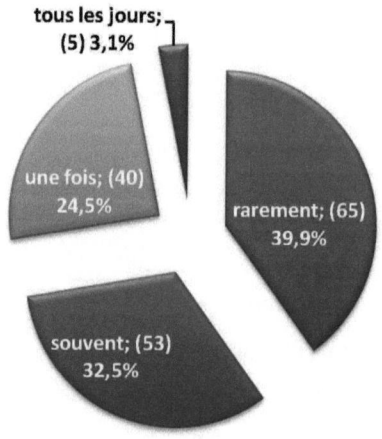

Figure 11 : Répartition en fonction de la fréquence de prise

3.3.4.5. Tolérance

La dose est augmentée par 11,7% (IC à 95% : 7,2% - 17,6%) des consommateurs qui étaient dans la quête de l'effet souhaité.

3.3.4.6. Prescripteurs

Les paramédicaux étaient en tête avec 57,7% et les spécialistes représentaient 4,9%. La Figure 12, nous en donne l'illustration.

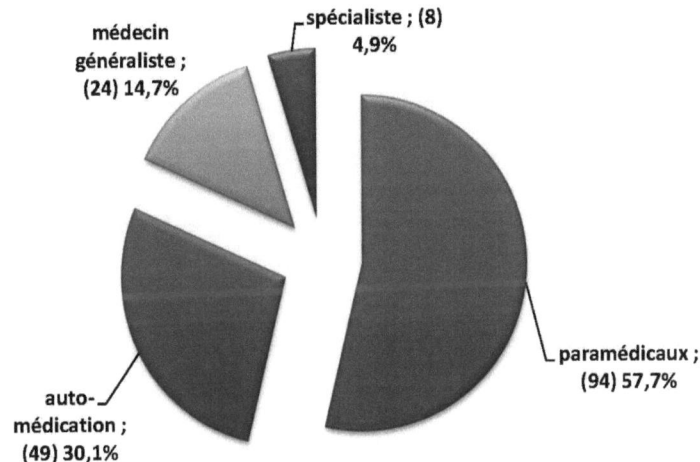

Figure 12 : Répartition en fonction des prescripteurs

Tests statistiques

Médecin généraliste : p (Chi 2) = 0,0000

Spécialiste : p (Chi 2) = 0,0000 ; p (Fisher) = 0,0000

Paramédicaux : p (Chi 2) = 0,0000

Automédication : p (Chi 2) = 0,0000 ; p (Fisher) = 0,0000

3.3.4.7. Motifs de consommation

Les pathologies sur grossesse sont les motifs fréquents de prescription des anxiolytiques soit 32,5%. La Figure 13 présente les autres pathologies alléguées.

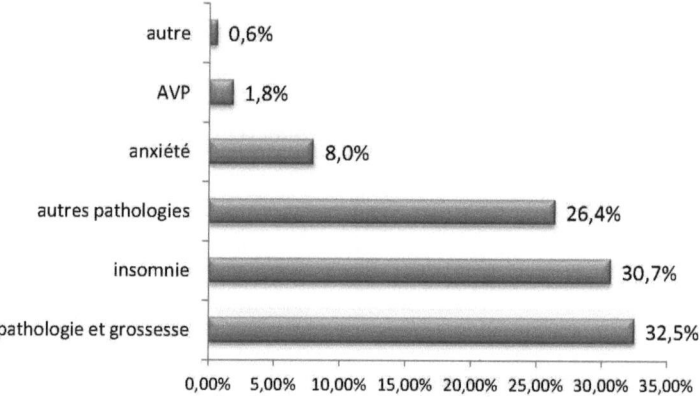

Figure 13 : Répartition en fonction des pathologies alléguées

3.3.4.8. Lieu d'achat

L'achat des anxiolytiques se fait dans les structures sanitaires (55,8%). Figure 14

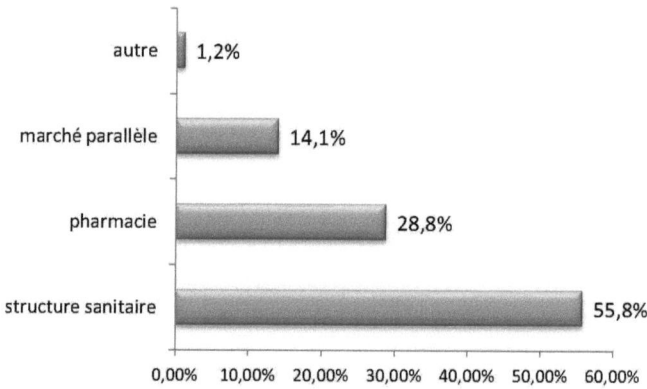

Figure 14 : Répartition en fonction du lieu d'achat des anxiolytiques

3.3.4.9. Stimulants et anxiolytiques

Les stimulants étaient également consommés par 80,4% (IC à 95% : 73,4% - 86,2%) des consommateurs.

Tests statistiques

p (Chi 2) = 0,2969 ; p (Fisher) = 0,1748 > 0,05.

3.3.4.10. Alcool et anxiolytiques

Les utilisateurs d'anxiolytiques qui consommaient aussi l'alcool était de 61,3% (IC à 95% : 53,4% - 68,9%). La bière est consommée à 51,5%

Tests statistiques

p (Chi 2) = 0,8262 ; p (Fisher) = 0,4476 >0,05.

3.3.4.11. Comportement des consommateurs face à l'anxiété

Indépendamment des motifs de consommation des anxiolytiques, les consommateurs avaient diverses réactions face à l'anxiété. 25,5% se sont fait aider par des conseils. (Figure 15)

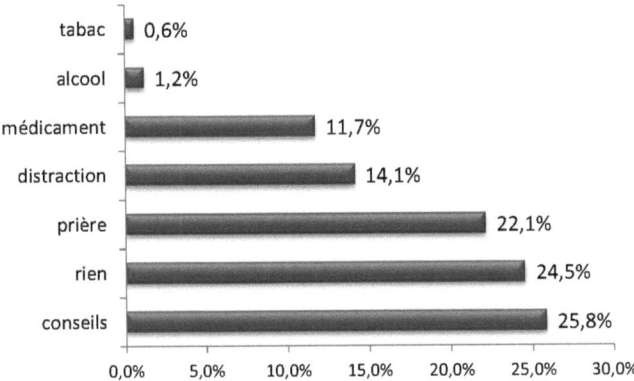

Figure 15 : Répartition en fonction des différentes réactions face à l'anxiété

Tests statistiques

Chi deux = 31,8453 ; degré de liberté = 6 ; p = 0,0000< 0,05.

3.3.4.12. Produits consommés dans un but anxiolytique

Plusieurs produits avaient été consommés dans une visée anxiolytique. Nous avons noté essentiellement les produits du marché informel à base de codéine ou de la caféine, les anti-inflammatoires, les vitamines et des antibiotiques. Certains prenaient du café, du thé lipton, du thé vert.

3.3.4.13. Autres

Les anxiolytiques étaient consommés individuellement et n'étaient pas simultanément associés à l'alcool.

Ces résultats nous ont permis d'avoir un panorama sur la consommation des anxiolytiques dans la commune de Parakou. Que traduisent ces différents chiffres ?

4. DISCUSSION

Discussion

Au terme de cette étude nous estimons avoir atteint nos objectifs.

La prévalence des utilisateurs d'anxiolytiques dans la commune de Parakou a été estimée à 22,6 % IC à 95% (19,7% - 25,9%).

Une association significative a été déterminée entre l'utilisation des anxiolytiques et certains facteurs sociodémographiques, le type de molécule consommée, l'état d'anxiété, le prescripteur, le comportement face à l'anxiété. Par contre, aucune association n'a été retrouvée avec l'arrondissement, le quartier de ville, la religion, l'évènement de vie significatif, l'état de stress, la consommation des stimulants, la consommation d'alcool.

De ce point de vue, nous en déduisons que la méthodologie utilisée est fiable car nous avons eu recours à un échantillonnage aléatoire en grappes à deux degrés et nous avons pris en compte les trois arrondissements de Parakou. Les personnes de la population d'étude ont eu ainsi la même chance d'être choisies. L'entretien s'est fait par une équipe bien entraînée. Cependant, quelques biais peuvent être notés en ce qui concerne la détermination du type et de la quantité d'anxiolytiques consommés, l'âge des enquêtés, le revenu mensuel et les antécédents des sujets.

La majorité des informations recueillies sur le type et la quantité d'anxiolytique, l'âge, le revenu mensuel et les antécédents venaient des sujets mêmes. Nous n'avons pas souvent eu accès aux ordonnances médicales, aux cartes d'identité, aux fiches de paie, à la documentation des antécédents.

Néanmoins, nous avons obtenu des résultats qui se rapprochent de la littérature avec cependant des particularités propres à la commune de Parakou.

Population d'étude

Nous avons rencontré 36,8% de Baatombou. Ceci s'explique par la forte proportion des Baatombou à Parakou (29,4% de la population [26]).

Nous avons enquêté 56,7% d'hommes. Les femmes en général sont occupées par les travaux ménagers. La période d'enquête a coïncidé avec le temps de carême. Au cours de cette période de privation, les femmes ne doivent pas communiquer avec des hommes. Pour y pallier, nous avons recruté des femmes que nous avons chargées d'enquêter. Outre ces faits, les femmes étaient en général occupées par les travaux ménagers ou réticentes. Il est à noter aussi que la jeunesse (18 à 25 ans chez les hommes : 38,7% et chez les femmes 32,7%) de notre population d'étude est le reflet de la population générale béninoise.

48,8% des enquêtés vivaient dans la maison familiale. Ceci pourrait s'expliquer par le fait que les enfants résident dans la maison de leur père et y installent leurs petites familles. Le phénomène était plus accentué dans les villages.

La religion la plus représentée est la religion musulmane. Cela s'expliquerait par la collaboration avec les caravaniers ahoussas au XIXème siècle. Ils auraient hérité cette religion du fait de cette relation.

4.1. PREVALENCE DE L'UTILISATION DES ANXIOLYTIQUES

Beaucoup d'études sont faites sur l'utilisation des anxiolytiques dans les pays du nord. Nous en avons trouvé très peu en Afrique.

En Norvège, le journal European Journal of Clinical Pharmacology de mars 2012 a publié que les taux d'incidence d'un an pour 1000 habitants étaient de 18,2 pour les anxiolytiques ; 24,5 pour les hypnotiques et 35,4 pour les anxiolytiques et les hypnotiques combinés [18].

M Rubio-Valera et al en avril 2012 en Catalogne révèle que 34,0% des patients ont reçu en soins primaires des psychotropes pendant plus de douze (12) mois. Les anxiolytiques sont les plus couramment prescrits avec un pourcentage de 22,0% [19].

Les résultats de la deuxième enquête nationale australienne de la psychose objective que 17,8% ont utilisé les anxiolytiques / hypnotiques. Le diazépam (13,4%), la zopiclone (13,2%) et l'oxazépam (12,0%) étaient les plus fréquemment prescrits [20].

Je Colman et al (2006) ont fait une étude sur l'utilisation des médicaments psychotropes sur plus de 3000 sujets britanniques à différents moments entre les âges de 31 et 53 ans. La prévalence de l'utilisation des antidépresseurs, anxiolytiques ou hypnotiques a considérablement augmenté de 1977 (30,6 pour 1000) et 1999 (59,1 pour 1000) [30].

En France, 20,0% de la population a pris au moins une fois dans sa vie une benzodiazépine [2].

A Parakou, une prévalence de 22,6% (IC à 95% : 19,7%-25,9%) a été déterminée.

Ce taux est différent de celui qui a été supposé pour calculer la taille de l'échantillon qui était de 30% [4]. Cette différence peut s'expliquer par le fait que nous n'avons pas eu les outils adéquats pour déterminer et quantifier les anxiolytiques utilisés. Le taux que nous avons eu est inférieur au taux réel sur le terrain.

4.2. CARACTERISTIQUES SOCIODEMOGRAPHIQUES DES UTILISATEURS DES ANXIOLYTIQUES

4.2.1. Arrondissement

Au terme de notre enquête, 44,2% des consommateurs vivaient dans le 1er arrondissement. Nous pouvons l'expliquer par le fait que le premier arrondissement était le plus peuplé de Parakou (44,7% d'habitants) [24]. De même 46,7% des sujets enquêtés y habitaient. Les Fon qui sont consommateurs majoritaires y résidaient en grande proportion (42,8%). La présence dans le premier arrondissement de l'université de Parakou, du centre hospitalier et départemental du Borgou Alibori, des administrations et services, de plusieurs écoles et institutions, est également un facteur déterminant.

4.2.2. Quartier de ville

Le plus grand nombre de consommateurs a été enregistré à Banikanni avec un taux de 23,3%. Ceci pourrait s'expliquer par le fait que Banikanni est le quartier de ville le plus grand par sa démographie et par la présence de certaines administrations et écoles de formation.

La plus faible consommation (0,6%) est enregistrée à Koroborou. Koroborou est essentiellement fait de cultivateurs. Notons que la population de Koroborou consomme l'alcool local dans une proportion de 62,5%. L'alcool est utilisé ici comme stimulant et anxiolytique.

4.2.3. Ethnie

Les Fon et apparentés étaient les principaux consommateurs. Ils faisaient 38,7% (IC à 95% : 31,1%-46,6%) de la population des consommateurs. Mais la plus faible consommation a été notée chez les Dendi 9,2% (IC à 95% : 5,2%-14,7%). Les Fon et apparentés constituent une partie de la population migrante. Ils ont dû quitter leurs localités pour s'installer à Parakou certainement en la quête du mieux-être socioprofessionnel. Ils se retrouvent alors dissociés de leur attache sociale de provenance. Ils doivent donc s'intégrer dans une nouvelle communauté. Cette situation leur impose de vaincre de nouvelles contraintes pour leur intégration sociale dans une nouvelle communauté. Ils sont locataires (48,1%), travailleurs (80,9%) et mariés (56,1%). Les Fon et apparentés sont égocentriques. Alors qu'au sein des ethnies autochtones le sens de la communauté et de la solidarité demeurent encore vivaces. Ces faits contribuent à l'utilisation des anxiolytiques par les Fon.

4.2.4. Age

En France, les sujets consommant des benzodiazépines anxiolytiques ont un âge médian de 50 ans. La prévalence de patients consommant des benzodiazépines anxiolytiques augmente fortement avec l'âge et majoritairement chez les femmes. Une femme sur cinq consomme des benzodiazépines anxiolytiques lorsqu'elle est âgée de 30 à 40 ans et une femme sur trois lorsqu'elle est âgée de 70 à 75 ans. Cette augmentation est plus modérée chez l'homme. On enregistre moins de 10 % des hommes qui consomment une benzodiazépine anxiolytique lorsqu'ils sont âgés de 30 à 40 ans et moins de 15 % lorsqu'ils ont entre 70 et 75 ans [2].

L'âge moyen des patients recevant des benzodiazépines était de 43,17 ans (écart-type 14,42 ans) en Afrique du sud [4].

Dans notre étude, l'âge minimum de consommation était de 18 ans et l'âge maximum rencontré était de 75 ans. L'âge moyen était de 38,2 ans. La tranche d'âge des 26 à 35 ans a représenté la classe des plus grands consommateurs à savoir 36,2%. Cette tranche d'âge fait un effectif de 167 travailleurs soit 38,7% des travailleurs. Egalement, 123 d'entre eux sont mariés soit 32,2% des mariés. Ils représentaient 34,8% des Fon et apparentés. La tranche d'âge des 26 à 35 ans se retrouve à la charnière de plusieurs facteurs qui favorisent la consommation des anxiolytiques. Au nombre de ses facteurs nous pouvons citer le groupe socioculturel, la fonction, la situation matrimoniale.

4.2.5. Sexe

En France, 59,3 % de ces patients sont des femmes [2]. En Catalogne, des taux plus élevés de prescription ont été associés avec le sexe féminin [19].

La proportion d'utilisation des anxiolytiques ou hypnotiques était de 6,6% chez les hommes et de 16,2% chez les femmes [21].

La prescription de benzodiazépine était plus fréquente chez les femmes (55,64%). KAIRUZ et TRUTER 2007 en Afrique du Sud [4].

Notre étude a noté une grande proportion de femmes consommatrices d'anxiolytiques à savoir 69,9% avec un IC à 95% : 62,3 – 76,9. Le sexe ratio est 0,4. Une femme sur trois a utilisé au moins une fois dans sa vie un anxiolytique. Un homme sur six a utilisé au moins une fois un anxiolytique dans sa vie. Une forte consommation est liée aux pathologies sur grossesse (32,5%). Ces différents constats nous permettent de formuler l'hypothèse que les femmes sont plus exposées à l'utilisation des anxiolytiques. Ceci impose une étude sur le sujet pour mieux comprendre le phénomène.

4.2.6. Situation matrimoniale

Plus de la moitié des consommateurs était mariés. Ils représentaient 63,2% avec un IC à 95% compris entre 55,3% et 70,6%.

Le mariage est la rencontre de deux personnes ; deux éducations, deux personnalités, deux cultures. Cette cohabitation n'est parfois pas harmonieuse et génère un conflit permanent qui nourrit un état de stress et d'anxiété.

La précarité aggrave la situation des couples. En effet, 61,5% des mariés gagnaient moins de 36 000F CFA le mois. 34,0% des mariés habitaient en location. A la vue de ces chiffres, on pourrait dire que le mariage est une situation qui favorise la consommation des anxiolytiques. La consommation des anxiolytiques par les femmes enceintes serait liée à l'angoisse de la grossesse et la vie du couple.

Le mariage qui devrait assurer la stabilité de l'Homme, serait un facteur de consommation des anxiolytiques. Une étude sur le sujet permettra de réussir la psychothérapie du couple.

4.2.7. Religion

Les chrétiens consommaient plus d'anxiolytiques à savoir 49,7% des consommateurs. L'intervalle de confiance à 95% est compris entre 41,8% et 57,6%. Notons que 51,8% des chrétiens sont fons et apparentés. Ils sont des immigrés voués donc à eux-mêmes et sont dans l'obligation de réussir. Les musulmans, constitués de populations autochtones, ont des pratiques religieuses de partage, d'écoute et de solidarité. La religion chrétienne participerait à l'utilisation des anxiolytiques.

4.3. FACTEURS ASSOCIES A L'UTILISATION DES ANXIOLYTIQUES

4.3.1. Facteurs liés au prescripteur

Aux Etats-Unis d'Amérique, Br J Gen (2009) a objectivé que certains médecins femmes prescrivent les anxiolytiques dans une faible proportion [17].

Les généralistes et les psychiatres ont été les initiateurs du traitement respectivement à 75,4 et 2,4%. Seulement 30,8% ont reçu des traitements à court terme comme recommandé. L'utilisation à long terme (11,8%) et l'utilisation lourde (1,4%) étaient les plus initiées par un médecin généraliste, mais le risque à la fois d'une utilisation à long terme et d'une utilisation intensive était le plus élevé chez les patients initialement traités par un psychiatre. [18]

Notre étude a objectivé que les paramédicaux occupent une part des prescripteurs à hauteur de 57,7%. Parmi les paramédicaux, les sages-femmes sont majoritaires avec 27,0%. Cela s'explique proportion des femmes enceintes souffrant de l'insomnie et des pathologies sur grossesse (32,5%) à qui les anxiolytiques sont prescrits.

4.3.2. Facteurs économiques

Aux Etats-Unis d'Amérique, Br J Gen (2009) a trouvé que la hausse des pratiques de prescription a été localisée dans les zones les plus défavorisées (β standardisé 0,31), mais aussi dans les zones à une faible proportion de minorités ethniques (noir ou noir britannique = -0,22; asiatiques ou asiatiques britannique = -0,12) [17]. Ces différentes populations sont une partie de la population qui a un niveau de vie social bas. Ces résultats sont semblables à ceux trouvés à Parakou où la précarité contribue à l'utilisation des anxiolytiques. Le lieu de résidence, la profession, le revenu mensuel et le nombre de personnes à charge sont les facteurs qui influencent l'utilisation des anxiolytiques.

La plupart des consommateurs (41,7%) vivaient en location. Nous pourrions le justifier par le fait que ce sont les immigrés qui ont des problèmes de résidence et vivent en location (Fon et apparentés faisaient 36,9% des locataires).

Parmi les consommateurs, 82,2% ont une profession. 38,8% des consommateurs exerçaient le commerce et 26,1% étaient des artisans.

Le plus petit revenu mensuel des consommateurs a été estimé à 7 000 F et le plus grand à 250 000 F CFA. Le gain moyen a été 43 300, 6 F CFA. 68,1% gagnaient moins de 36 000 F CFA par mois.

Le nombre de personnes à charge des consommateurs varie de zéro (0) à vingt (20). La moyenne était de 5,4 personnes. Plus le sujet a de charge, plus il doit travailler pour subvenir aux besoins de sa famille, plus il est stressé et anxieux et plus il exposé à l'utilisation des anxiolytiques. Il travaille beaucoup, gagne très peu, et doit faire face aux besoins quotidiens grandissants.

4.3.3. Facteurs cliniques

L'utilisation des anxiolytiques est parfois associée à certaines affections. Ces affections sont principalement les troubles mentaux et du comportement, les cancers, certaines maladies rhumatologiques chroniques, les maladies neurologiques, hypertension et le diabète [2].

A Parakou, 57,7% des consommateurs avaient un antécédent sans particularité pathologique. L'HTA (16,0%), les maladies ulcéreuses (15,3%), l'arthrose 14,1% sont les principaux antécédents pathologiques des consommateurs.

Un événement significatif existait chez 54,0% des consommateurs (IC à 95% : 46,0% - 61,8%). Mais 50,3% de ces consommateurs avaient un évènement de vie significatif négatif.

Presque tous les consommateurs avaient un état de stress moyen. 98,2% pour les femmes et 93,9% pour les hommes.

Au sein des consommateurs, 41,1% avaient une anxiété psychique moyenne. L'anxiété et l'angoisse peuvent être considérées comme le maillon principal de l'utilisation des anxiolytiques par la population.

Certains consommateurs d'anxiolytiques ont développé une tolérance. 11,7% (IC à 95% : 7,2% - 17,6%) des consommateurs augmentaient la dose pour avoir l'effet recherché. Notons que 89,6% des consommateurs sont soulagés par la prise des comprimés.

4.3.4. Facteurs comportementaux et environnementaux

En moyenne, 1,4 comprimés étaient consommés par prise. Le nombre de comprimés variaient de ¼ à 4 comprimés par prise et 56,4% prenaient 1 comprimé par jour. La dose définie journalière pour 1000 habitants n'a pas pu être déterminée. La comparaison est donc difficile avec d'autres pays.

Le nombre de prises variait entre une (1) prise et trois (3) prises par jour. La moyenne a été 1,2 soit environ une prise. 81,0% s'administraient une (1) prise par jour et 18,4% deux (2) prises par jour. Soit les prescripteurs respectaient la dose quotidienne, soit la population s'était adapté la posologie en fonction des effets du médicament

La prise des anxiolytiques serait fonction des effets recherchés par la population. La dernière prise remontait à moins d'un (1) mois pour 33,1% des consommateurs. La dernière prise pour certains remontait à plus de 10 ans. La moyenne était de 17,3 mois. Cette disparité de prise pourrait s'expliquer par la différence des besoins exprimés par les consommateurs.

Les pathologies sur grossesse sont les motifs fréquents de prescription des anxiolytiques soit 32,5%. Suivent l'insomnie 30,7% et les autres pathologies 26,4%. Les femmes enceintes, consomment les anxiolytiques du fait de l'état d'angoisse et d'anxiété qui accompagnent la grossesse. Mais aussi probablement par le fait des situations (socio-économique et professionnelle) précaires et les conflits conjugaux.

L'achat des anxiolytiques se fait en grande partie dans les structures sanitaires (55,8%). Les médicaments sont très faciles d'accès.

Nous avons remarqué que 80,4% (IC à 95% : 73,4% - 86,2%) des consommateurs d'anxiolytiques consommaient également des stimulants. Les anxieux se plaignaient de l'asthénie. Notons que les anxiolytiques induisent une asthénie diurne. La prise de stimulants s'explique donc aisément. Le sujet est de ce fait dans un cercle vicieux.

Indépendamment des motifs de consommation des anxiolytiques, les consommateurs ont diverses réactions face à l'anxiété. 25,5% se sont fait aider de conseils.

Plusieurs autres produits avaient été consommés dans une visée anxiolytique. Nous avons noté essentiellement les produits du marché informel à base de codéine ou de la caféine, les anti-inflammatoires, les vitamines, des antibiotiques et l'alcool. Certains prenaient du café, du thé lipton, du thé vert. Ce fait pourrait s'expliquer par l'effet placebo.

Un sujet plus ou moins informé conseillait d'autres sur l'utilisation des médicaments anxiolytiques. L'automédication avait été évaluée à 30,1%.

L'utilisation des anxiolytiques est faite par 22,6% de la population. Cette utilisation est presque pareille dans certains pays. Différents facteurs associés à cette consommation ont été mis en évidence. Quelles sont les conclusions qui peuvent être tirées et comment la situation peut-elle être améliorée. ?

CONCLUSION ET SUGGESTIONS

Conclusion

Au terme de notre étude allant du 1er Mars au 31 Août 2012 portant sur « **L'utilisation des anxiolytiques dans la commune de Parakou : fréquence et facteurs associés** », nous pouvons tirer les conclusions suivantes :

La prévalence de la consommation des anxiolytiques dans la commune de Parakou est de 22,6% (IC à 95% : 19,7%-25,9%) chez les sujets âgés de 18 ans au moins. Le diazépam est majoritairement consommé (95,7% IC à 95% de 91,4% à 98,3%) avec deux (2) femmes consommatrices pour un homme. Les paramédicaux en sont les plus grands prescripteurs (57,7%).

Plusieurs facteurs associés ont pu être identifiés :

Les fons et apparentés sont les utilisateurs principaux (38,7%) avec un âge moyen de consommation qui est de 38 ans. Les mariés (63,2%) et les chrétiens (49,7%) sont plus représentés. La plupart des consommateurs vivent en location (42,7%) et sont commerçants (38,8%) mais ils gagnent moins de 36 000 Francs (70, 956 dollars US) par mois. Malgré ce gain, ils ont à charge en moyenne cinq (5) personnes.

Les pathologies sur grossesse (32,5%), l'insomnie (30,7%), l'HTA, les maladies ulcéreuses, l'arthrose sont les principales pathologies qui font prescrire les anxiolytiques. Les consommateurs ont un stress moyen et une anxiété psychique moyenne. Certains consommateurs d'anxiolytiques développent une tolérance (11,7%).

L'achat des médicaments est libre et se fait dans les structures sanitaires (55,8%)
La connaissance de ces facteurs associés nous permet d'émettre des suggestions pour un meilleur usage des anxiolytiques.

Suggestions
A l'attention de la population
- ✓ Consulter pour tout trouble de sommeil un médecin
- ✓ Faire des activités sportives et programmer des moments de relaxation périodiques
- ✓ Avoir une hygiène de sommeil

A l'attention des prescripteurs
- ✓ S'informer sur l'utilisation des anxiolytiques
- ✓ Sensibiliser le patient sur les risques liés à l'utilisation sans prescription et de façon prolongée des anxiolytiques
- ✓ Toujours associer une psychothérapie au traitement de l'anxiété

A l'attention des autorités politiques et administratives
- ✓ Créer un organisme national chargé de coordonner les politiques sur l'usage des médicaments et de contrôler leur impact ;
- ✓ Donner des directives cliniques fondées sur des bases factuelles, pour la formation, la supervision et pour venir en appui à la prise de décision concernant les médicaments ;
- ✓ Mettre sur pied des comités pharmaceutiques et thérapeutique dans les communes et les hôpitaux pour suivre et appliquer les interventions visant à améliorer l'usage des médicaments ;
- ✓ Initier et pérenniser une formation médicale continue ;
- ✓ Informer de façon indépendante et impartiale les professionnels de santé et les consommateurs sur les médicaments ;
- ✓ Éduquer le public sur les médicaments par les mass médias ;
- ✓ Interdire et réprimer les incitations financières conduisant à une prescription incorrecte, comme la vente de médicaments par des prescripteurs à des fins lucratives pour augmenter leurs revenus ;
- ✓ Établir des règlementations qui garantissent que les activités promotionnelles respectent des critères d'éthiques ;

- ✓ Garantir la disponibilité des médicaments et du personnel de santé.

A l'attention des centres de formation
- ✓ Former à la prise en charge psychothérapeutique de l'anxiété ;
- ✓ Former sur les propriétés pharmacologiques des différents produits utilisés en thérapeutique ;
- ✓ Augmenter les heures de formation en psychologie et en thérapeutique ;
- ✓ Former les sages femmes à la psychothérapie et promouvoir la psychothérapie lors des consultations pré – natales.
- ✓ Organiser périodiquement des formations post – universitaires.

REFERENCES

Références

1. **GERARD A**. Du bon usage des psychotropes ; le médecin, le patient et les médicaments. Paris : Albin Michel ; 2005.P. 13

2. **AFSSAPS**. Etat des lieux de la consommation des benzodiazépines en France. [En ligne]. 2012 Janvier [Consulté le 30 Janvier 2012] ; [45 pages]. Consultable à l'URL : http://www.infirmiers.com/pdf/afssaps-rapport-benzodiazepines-janvier-2012.pdf

3. **Amélie REYSSET**. Les benzodiazépines dans l'anxiété et l'insomnie : dangers liés à leur utilisation et alternatives thérapeutiques chez l'adulte. Thèse de doctorat en pharmacie soutenue publiquement à la faculté de pharmacie de Grenoble. 2010; dumas-00593244: P.152

4. **KAIRUZ TE, TRUTER I**. A descriptive study of anxiolytic and hypnotic prescribing according to age and sex. IJPP 2007 june;15: 301–306

5. **Microsoft® Encarta® 2009**. © 1993-2008 Microsoft Corporation. Tous droits réservés version numérique

6. **Michel Reynaud et al**. Usage nocif de substances psychoactives : Identification des usages à risque Outils de repérage Conduites à tenir. Paris : La Documentation française; 2002 P. 277

7. **OMS**. Promouvoir l'usage rationnel des médicaments : éléments principaux Perspectives Politiques de l'OMS sur les médicaments. Genève : Organisation mondiale de la Santé; Septembre 2002 P. 6

8. **F. Baylé**. Usages et mésusages des psychotropes [En ligne].2010 avril [Consulté le 13 septembre 2012] CMME. Consultable à l'URL http://www.argos2001.org/spip/spip.php?article345

9. **Marie-Lise Biscay**. Les médicaments psychotropes Psychiatrie et Santé mentale. 2ème édition. Paris: Coordination éditoriale Psycom75; 2008 p 29

10. **Larousse Médicale 2006** version numérique

11. **Garnier Delamare.** Dictionnaire des termes de médecine. 27ème édition Maloine ; 2003: P1001

12. **Jean-Louis Senon, Bernard Bonin, Thiery François.** Anxiolytiques et hypnotiques.In:Thérapeutique psychiatrique. Faculté de Médecine de Strasbourg, Module de Pharmacologie Clinique DCEM3 2004/2005 : Hermann12/02/2003. EAN13 : 9782705662707

13. **M. Grima.** Les anxiolytiques In Prescription et surveillance des Psychotropes. Faculté de Médecine de Strasbourg, Module de Pharmacologie Clinique DCEM3 2004/2005 Mise à jour : janvier 2008 consultable à l'URL : http://www-ulpmed.u-strasbg.fr/medecine/cours_en_ligne/e_cours/pharmaco/pdf/dcm3/DCEM3-Pharmaco_Chap3-anxiolytiques_2008.pdf

14. **Hausken AM, Skurtveit S, TverdalA.** Use of anxiolytic or hypnotic drugs and total mortality in a general middle-aged population. Division of Epidemiology, Norwegian Institute of Public Health, Nydalen, Oslo, Norway. Pharmacoepidemiology Drug Saf. 2007 Aug;16(8):913-8.

15. **Belleville G.**Mortality hazard associated with anxiolytic and hypnotic drug use in the National Population Health Survey.CJP. 2010 Septembre;55(9):558-67.

16. **Sophie Billioti de Gage, et al.** Benzodiazepine use and risk of dementia: prospective population based study.BMJ. 2012;345:6231

17. **Br J Gen.**Variations in anxiolytic and hypnotic prescribing by GPs: a cross-sectional analysis using data from the UK Quality and Outcomes Framework. Pract. 2009 June 1; 59(563): 191–198

18. **SR Kjosavik, S Ruths, S Hunskaar.** Use of addictive anxiolytics and hypnotics in a national cohort of incident users in Norway.EJCP Mar 2012;68(3):311-319

19. **M Rubio-Valera, A Fernandez, JV Luciano, CM Hughes, et al.** Psychotropic prescribing in Catalonia: results from an epidemiological studyFamily Practice Apr 2012;29(2):154-162

20. **Anna Waterreusl et al.** Medication for psychosis – consumption and consequences: The second Australian national survey of psychosis. ANZJP. 2012 August;46,8:762-773

21. **Hausken AM, Skurtveit S, TverdalA.** Use of anxiolytic or hypnotic drugs and total mortality in a general middle-aged population.PDS. 2007August;16,8:913–918

22. **C Heather Ashton.** Benzodiazépines:The Skeleton in the Cupboard. Beat The Benzo's Conference Avant Hotel, Oldham;2004 April P. 15

23. **Annuaire des statistiques sanitaires 2010.** Direction Départementale de la santé du Borgou et de l'Alibori / zone sanitaire Parakou/N'dali: 2011 Octobre; page 12

24. **Base de données** du service de la planification de la mairie de Parakou : Evolution démographique de la commune de Parakou de 2002 à 2012 obtenue à base des données du recensement 2002 INSAE en utilisant le taux d'accroissement qui est de 3.76 %

25. **Ousmane KORA.** Monographie de Parakou, Afrique Conseil, Avril 2006 P. 44

26. **Institut National de la Statistique et de l'analyse Economique** (INSAE).Troisième Recensement General de la Population et de l'Habitation (RGPH3) ; Février 2002 ; 254

27. **Base de données** de la Central d'Achat des Médicaments essentiels Dépôt de Parakou. 2011

28. **Base de données** du Groupement d'Achat des Pharmaciens et Officine du Bénin agence de Parakou septembre 2012

29. **Base de données** Union Béninoise des Pharmaciens dépôt de Parakou septembre 2012

30. **Ian Colman, Michael E. J. Wadsworth, Tim J. Croudace and Peter B. Jones.** Three decades of antidepressant, anxiolytic and hypnotic use in a national population birth cohort. BJP. 2006 August;189:156-160

31. **K Johnell, J Merlo, J Lynch, G Blennow.** Neighbourhood social participation and women's use of anxiolytic-hypnotic drugs : a multilevel analysis. JECH. 2004;58: 59-64

32. **MURA Thibault, M.D., PROUST-LIMA Cécile et al.** Chronic use of benzodiazepines and latent cognitive decline in the elderly: results from the Three-city study. doi:10.1016/j.euroneuro.2012;05.004

ANNEXES

ANNEXE 1

EVOLUTION DEMOGRAPHIQUE DE LA COMMUNE DE PARAKOU de 2002 à 2012 [24] obtenue à base des données du recensement de l'année 2002 par l'INSAE en utilisant le taux d'accroissement qui est de 3.76 %

Arrondissement	N°	Quartiers	Populations 2002			Populations 2012		
			Masculin	Féminin	Total	Masculin	Féminin	Total
Premier	1	ALAGA	2438	2604	5042	3 526	3 767	7 293
	2	ALBARIKA	3521	3296	6817	5 093	4 767	9 860
	3	BOUNDAROU	774	836	1610	1 120	1 209	2 329
	4	CAMP ADAGBE	2057	2077	4134	2 975	3 004	5 980
	5	DEPOT	1546	1626	3172	2 236	2 352	4 588
	6	KPEBIE	1301	1382	2683	1 882	1 999	3 881
	7	TOUROU I	993	1088	2081	1 436	1 574	3 010
	8	TOUROU II	727	748	1475	1 052	1 082	2 133
	9	TOUROU III	967	947	1914	1 399	1 370	2 768
	10	TOUROU IV	2008	2068	4076	2 904	2 991	5 896
	11	TOUROU V	1344	1324	2668	1 944	1 915	3 859
	12	TOUROU VI	421	401	822	609	580	1 189

Annexes

13	BAKINKOURA	716	695	1411	1 036	1 005	2 041
14	BAKPEROU	1233	1208	2441	1 783	1 747	3 531
15	BEYAROU	374	343	717	541	496	1 037
16	KABASSIRA	405	463	868	586	670	1 256
17	KADERA	549	461	1010	794	667	1 461
18	MADINA	1775	1837	3612	2 567	2 657	5 225
19	OUEZE	1265	1194	2459	1 830	1 727	3 557
20	SAWARAROU	93	96	189	135	139	273
21	SINAGOUROU	2595	2695	5290	3 754	3 898	7 652
22	TITIROU	4601	4465	9066	6 655	6 458	13 113
23	ZAZIRA	1772	1665	3437	2 563	2 408	4 971
Total 1		*33 475*	*33 519*	*66994*	*48 419*	*48 483*	*96 903*

Deuxième

1	AGBAGBA	967	954	1921	1 399	1 380	2 779
2	ASSAGBINE BAKA	1142	1079	2221	1 652	1 561	3 213
3	BANIKANNI	11143	10754	21897	16 118	15 555	31 673
4	BAPARAPE	604	593	1197	874	858	1 731
5	GOROMOSSO	754	661	1415	1 091	956	2 047
6	KOROBOROU	715	756	1471	1 034	1 094	2 128

Utilisation des anxiolytiques dans la commune de Parakou : fréquence et facteurs associés

								Annexes
7	KOROBOROU PEULH	293	300	593	424	434	858
8	LADJI FARANI	5079	4777	9856	7 346	6 910	14 256
9	LEMANDA	977	956	1933	1 413	1 383	2 796
10	ZONGO ZENON	1692	1569	3261	2 447	2 269	4 717
Total 2		**23 366**	**22 399**	**45765**	**33 797**	**32 399**	**66 196**
1	AMANWIGNON DOKPAROU	–	1801	1788	3589	2 605	2 586	5 191
2	GAH CENTRE	1849	2029	3878	2 674	2 935	5 609
3	GANOU	1119	1166	2285	1 619	1 687	3 305
4	GUEMA	2308	2236	4544	3 338	3 234	6 573
5	TRANZA	1862	1999	3861	2 693	2 891	5 585
6	WANSIROU	2255	2531	4786	3 262	3 661	6 923
7	SWINROU	1523	1553	3076	2 203	2 246	4 449
8	ZONGO II	5522	5519	11041	7 987	7 983	15 970
Total 3		**18 239**	**18 821**	**37060**	**26 382**	**27 223**	**53 605**
41	**COMMUNE**	**75 080**	**74 739**	**149819**	**108 599**	**108 105**	**216 704**

Utilisation des anxiolytiques dans la commune de Parakou : fréquence et facteurs associés

ANNEXE 2

Fiche d'enquête

Utilisation des anxiolytiques à Parakou : fréquence et facteurs associés
Fiche d'enquête individuelle

N° fiche : …………………….. N° Enquêteur : …………………………………..
Arrondissement / Quartier : ………………………………………………..…………..

i) Les caractéristiques sociodémographiques

1) Nationalité : ☐
    Béninoise = 1, togolaise = 2, nigérienne = 3, nigériane = 4, ivoirienne = 5, burkinabé = 6, autre = 7 (préciser)

2) Ethnie : ☐
    bariba = 1, dendi = 2, nagot et apparentés = 3, ditamari = 4, natinba = 5, fon et apparentés = 6, peulh = 7, wama = 8, lokpa = 9, zerma = 10, cotocoli = 11, autre = 12 (préciser)

3) Age : ……………………………………… ans

4) Sexe : ☐
    Masculin = 1, Féminin = 2

5) Lieu de résidence ☐
    Location = 1, propre maison = 2, maison familiale = 3, maison d'un tiers = 4, autre = 5 (préciser)

6) quelle est votre religion ? ☐
    Chrétien = 1, musulman = 2, religion endogène = 3, les ordres (new age) = 4, pas de religion = 5, autres = 6 (préciser)

7) exercez-vous une profession ? ☐
    Oui = 1, non = 2, apprenant (élève étudiant apprenti) = 3

Si oui, quelle est votre profession ? ☐
    Artisan = 1, revendeur = 2, agent d'entretien = 3, agent de bureau = 4 instituteur = 5   enseignant = 6   conducteur de taxi moto/moto = 7   cultivateur = 8   bouvier = 10 autre = 11 (préciser)
Votre Secteur d'activité : ☐
    Privé = 1, public = 2, mixte = 3

8) Etes-vous en fonction ? : ☐
    Oui = 1, non= 2
Si non, depuis quand ? ☐
    ≤ 5 mois = 1, 6 à 10 mois = 2, 11 mois à 15 mois = 3, 16 mois et plus = 4,
Et pourquoi ? ☐
    Retraite = 5, grossesse = 6, maladie = 7, chômage = 8, autre = 9

9) Exercez-vous un autre métier ? ☐
    Oui = 1, non = 2

Si oui, pourquoi ? ☐
Je ne gagne pas assez = 1, le premier n'était pas ma vocation = 2, maladie = 3, changement de domicile = 4, autre = 5 (précisez)

10) Revenu mensuel ☐
 ≤ 35 000 = 1, 35 000 et ≤ 70 000 = 2, 70 000 et ≤ 105 000 = 3, > 105 000 = 4
Que pensez-vous de votre revenu mensuel ?☐
Satisfaisant = 1, non satisfaisant= 2

11) Nombre de personnes à charge ☐
0 = 1, 1 à 5 = 2, > 5 = 3

12) Situation matrimoniale ☐
Marié = 1, célibataire = 2, concubinage = 3, divorcé = 4, séparé = 5 veuf (ve) = 6, autres = 7 (préciser)

13) polygamie ☐
Oui = 1, non = 2
Si oui, nombre d'épouses ☐
2 = 1, 3 = 2, 4 et plus = 3

14) Nombre d'enfant(s) ☐
0= 1, 1 à 5 = 2, > 5 = 3

15) Nombre de partenaire(s) sexuel(s) actuellement ☐
< 5 = 1, 5 et 10 = 2, > 10 = 3

ii) Les caractéristiques cliniques

1) Antécédents ☐
HTA = 1, diabète = 2, arthrose = 3, insuffisance rénale = 4, AVC = 5, ulcère gastrique/duodénal = 6, asthme = 7, hernie = 8, hémorroïde = 9, Pas de particularité = 10, autre = 11 (préciser)

2) Vous entendez-vous bien avec votre entourage socio professionnel ?
Oui = 1, non = 2 ☐
Si non, pourquoi ? ☐
Jalousie = 1, persécution = 2, problème d'argent = 3, rivalité = 4, problème d'héritage = 5, autre = 6 (préciser)

3) Avez-vous eu des évènements significatifs dans votre vie ? *Oui = 1, non = 2*
Si oui, lesquels ? ☐
Positifs : ....
Négatifs : ....

4) Êtes-vous fier de vous-même ? *Oui=1, non=2* ☐
Si non, pourquoi ? ☐
Je ne suis pas satisfait de ma situation socioprofessionnelle = 1, je n'ai pas atteint mes objectifs = 2, autre = 3 (préciser)

Annexes

iii) Les caractéristiques comportementaux et environnementaux

1) Prenez-vous des stimulants ? ☐
Oui = 1, Non = 2
Si oui, comment ? ☐
    Occasionnellement = 1, souvent = 2, tous les jours = 3, non = 4
Si oui, lesquels ? ☐
    Café = 1, tabac = 2, cola = 3, boisson énergisante = 4, anti-inflammatoire = 5, antalgique = 6, complexe vitaminique = 7, composés contenant de la caféine et/ou la codéine = 8, autre = 6 (préciser)

2) Prenez-vous de l'alcool ? ☐
Oui = 1, Non = 2
Si oui, comment ? ☐
    Occasionnellement = 1, souvent = 2, tous les jours = 3,

Si oui, quel type ? ☐
    Alcool local = 1, liqueurs = 2, vin = 3, vin locaux (tchoukoutou, boissons fermenté à base de céréale) = 4, bière =5, autre = 6 (préciser)

3) que faites-vous lorsque vous avez des soucis ? ☐
    Lecture=1, prière=2, balade/marche=3, causerie/conseils=4, médicament=5, rien = 6, musique/télé=7, autre=7

4) si anxiolytique, lequel prenez-vous ? ☐
    Diazépam=1, Clobazépam=2, Clobazam=3, Bromazépam=4, Alprazolam=5,

5) autres produits utilisés comme anxiolytique
Anti-inflammatoire = 1, antalgique = 2, composés contenant de la caféine et/ou codéine = 3, complexe vitaminique = 4, aucun = 5, tabac = 6, tisane = 7, Autres = 8

6) Depuis quand prenez-vous ce médicament ☐
    < 1 an = 1, 1 et 5 ans = 2, > 5 ans = 3,

7) comment le prenez-vous ? ☐
    Une fois dans ma vie = 1, rarement = 2, souvent = 3, tous les jours = 4

8) à quand remonte la dernière prise ? ☐
<à 1 mois = 1, 2 à 3 mois = 2, 4 à 6 mois = 3, 7 à 12 mois = 4, 13 mois et plus = 5

9) Combien de comprimés prenez-vous par prise ? 1 = 1, 2 = 2, 3 et plus = 3 ☐

10) En combien de prises le prenez-vous par jour ? ☐
    1 prise = 1, 2 prises = 2, 3 prises et plus = 4

11) Pourquoi avez-vous pris un anxiolytique ? ☐
    Soucis=1, insomnie=2, insomnie + grossesse=3, insomnie + pathologie = 4, insomnie + AVP= 5, Autres=6

12) que faites-vous lorsque vous n'arrivez pas à dormir ? ☐
   Lecture=1, prière=2, balade/marche=3, causerie/conseils=4, médicament=5, rien = 6, musique/télé=7, autre = 7

13) Quel médicament prenez-vous ? ☐
   Zolpidem=1, Estazolam=2, Zopiclone=3, Triazolam=4, Loprazolam=5, Flunitrazépam=6,

14) autres médicaments utilisez-vous comme hypnotique
   Anti-inflammatoire=1, antalgique=2, composés contenant de la caféine et/ou codéine=3, complexe vitaminique=4, diazépam=5, Autres =6(préciser)

15) Prescripteurs des médicaments ☐
   Médecin généraliste = 1, psychiatre = 2, autre spécialiste (préciser) = 3, Infirmier = 4, Aide-soignant = 5, Sage-femme = 6, Pharmacien = 7, Un proche = 8, Automédication = 9 Autres = 10 (préciser),

16) Lieu d'achat ☐
   Marché parallèle = 1, Pharmacie de ville = 2, Pharmacie d'un centre de santé = 3, autre = 4 (préciser)

17) Si pharmacie, est ce sur présentation d'une ordonnance médicale ? Oui = 1, non = 2 ☐

18) Est ce que la prise du médicament vous soulage ? Oui = 1, non = 2 ☐

19) Vous arrive-t-il d'augmenter la dose pour avoir l'effet recherché ?
   Oui = 1, non = 2 ☐

20) Si oui, préciser la dose ☐
   1 x = 1, 2 x = 2, 3 x = 3, > 4 fois = 4, autre = 5, (précisez)

21) Si non, pourquoi ? ☐
   La dose me donne l'effet souhaité = 1, je ne supporte pas les effets secondaires = 2 j'ai peur des complications = 3, autres = 4 (préciser)

22) Consommez-vous le médicament seul ? ☐
   Oui = 1, non = 2

23) Si non, avec qui ? ☐
   Membre de ma famille = 1, collègue = 2, groupe d'amis = 3, autre = 4 (préciser)

24) Associez-vous la prise du médicament avec la prise de l'alcool ? Oui = 1, non = 2 ☐

25) Si oui, pourquoi ? ☐
   L'effet recherché est supérieur = 1, j'obtiens plus rapidement l'effet recherché = 2

26) Connaissez-vous les effets indésirables des médicaments que vous prenez ?
   Oui = 1, non = 2, ☐
Si oui, lesquels ? ....

Annexes

Echelle d'évaluation de l'anxiété

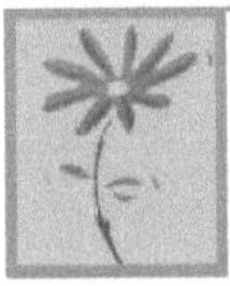

de Max Hamilton
Traduction française : P. Pichot

Nom ⊔⊔⊔⊔⊔⊔⊔⊔⊔⊔⊔⊔   Prénom ⊔⊔⊔⊔⊔⊔⊔⊔⊔⊔⊔⊔

Sexe ⊔   Age ⊔⊔   Date ⊔⊔/⊔⊔/⊔⊔   Examinateur ⊔⊔⊔⊔⊔⊔⊔⊔⊔⊔⊔

Cotation

0▶absent   1▶léger   2▶moyen   3▶fort   4▶maximal (invalidant)

1 **Humeur anxieuse** ☐
   Inquiétude • Attente du pire • Appréhension (anticipation avec peur) • Irritabilité

2 **Tension** ☐
   Sensations de tension • Fatigabilité • Impossibilité de se détendre • Réaction de sursaut • Pleurs faciles • Tremblements • Sensation d'être incapable de rester en place

3 **Peurs** ☐
   Du noir • Des gens qu'on ne connaît pas • D'être abandonné seul • Des gros animaux • De la circulation • De la foule

4 **Insomnie** ☐
   Difficultés d'endormissement • Sommeil interrompu • Sommeil non satisfaisant avec fatigue au réveil • Rêves pénibles • Cauchemars • Terreurs nocturnes

5 **Fonctions intellectuelles** ☐
   (cognitives)
   Difficultés de concentration • Mauvaise mémoire

6 **Humeur dépressive** ☐
   Perte des intérêts • Ne prend plus plaisir à ses passe-temps • Dépression • Insomnie du matin • Variations de l'humeur dans la journée

7 **Symptômes somatiques généraux** ☐
   (musculaires)
   Douleurs et courbatures dans les muscles • Raideurs musculaires • Sursauts musculaires • Secousses cloniques • Grincements des dents • Voix mal assurée

8 **Symptômes somatiques généraux** ☐
   (sensoriels)
   Tintement d'oreilles • Vision brouillée • Bouffées de chaleur ou de froid • Sensations de faiblesse • Sensations de picotements

9 **Symptômes cardiovasculaires** ☐
   Tachycardie • Palpitations • Douleurs dans la poitrine • Battements des vaisseaux • Sensations syncopales • Extra-systoles

10 **Symptômes respiratoires** ☐
   Poids sur la poitrine ou sensation de constriction • Sensations d'étouffement • Soupirs • Dyspnée

11 **Symptômes gastro-intestinaux** ☐
   Difficultés pour avaler • Vents • Dyspepsie: douleurs avant ou après le repas, sensations de brûlure, ballonnement, pyrosis, nausées, vomissements, creux à l'estomac • "Coliques" abdominales • Borborygmes • Diarrhée • Perte de poids • Constipation

12 **Symptômes génito-urinaires** ☐
   Aménorrhée • Ménorragies • Apparition d'une frigidité • Mictions fréquentes • Urgence de la miction • Ejaculation précoce • Absence d'érection • Impuissance

13 **Symptômes du système** ☐
   nerveux autonome
   Bouche sèche • Accès de rougeur • Pâleur • Tendance à la sudation • Vertiges • Céphalée de tension • Horripilation

14 **Comportement** ☐
   lors de l'entretien
   Général: Tendu, non à son aise • Agitation nerveuse: des mains, tripote ses doigts, serre les poings, tics, serre son mouchoir • Instabilité: va-et-vient • Tremblement des mains • Front plissé • Faciès tendu • Augmentation du tonus musculaire • Respiration haletante • Pâleur faciale
   Physiologique: Avale sa salive • Eructations • Tachycardie au repos • Rythme respiratoire à plus de 20/mn • Réflexes tendineux vifs • Tremblements • Dilatation pupillaire • Exophtalmie • Sudation • Battements des paupières

Note d'anxiété psychique: somme des notes des items 1, 2, 3, 4, 5, 6 et 14
Note d'anxiété somatique: somme des notes des items 7, 8, 9, 10, 11, 12, 13
Note totale: somme des notes de tous les items

A service provided by

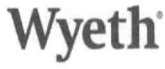

A Worldwide Leader in CNS

Annexes

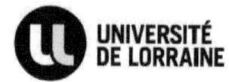

Echelle de stress perçu (Cohen)

Entourez le chiffre correspondant à votre situation :	Jamais	Presque jamais	Parfois	Assez souvent	Souvent
1. Avez-vous été dérangé(e) par un évènement inattendu ?	1	2	3	4	5
2. Vous a-t-il semblé difficile de contrôler les choses importantes de votre vie ?	1	2	3	4	5
3. Vous êtes-vous senti(e) nerveux(se) ou stressé(e) ?	1	2	3	4	5
4. Avez-vous affronté avec succès les petits problèmes et ennuis quotidiens ?	5	4	3	2	1
5. Avez-vous senti que vous faisiez face efficacement aux changements importants qui survenaient dans votre vie ?	5	4	3	2	1
6. Vous êtes vous senti(e) confiant(e) à prendre en main vos problèmes personnels ?	5	4	3	2	1
7. Avez-vous senti que les choses allaient comme vous le vouliez ?	5	4	3	2	1
8. Avez-vous pensé que vous ne pouviez pas assumer toutes les choses que vous deviez faire ?	1	2	3	4	5
9. Avez-vous été capable de maîtriser votre énervement ?	5	4	3	2	1
10. Avez-vous senti que vous dominiez la situation ?	5	4	3	2	1
11. Vous êtes vous senti(e) irrité(e) parce que les évènements échappaient à votre contrôle ?	1	2	3	4	5
12. Vous êtes-vous surpris(e) à penser à des choses que vous deviez mener à bien ?	1	2	3	4	5
13. Avez-vous été capable de contrôler la façon dont vous passiez votre temps ?	5	4	3	2	1
14. Avez-vous trouvé que les difficultés s'accumulaient à un tel point que vous ne pouviez les contrôler ?	1	2	3	4	5
Total par colonne					
Total global					

Cotation :

< 25	25 à 49	> 50
Pas de stress	Stress moyen	Stress pathologique

TABLE DES MATIERES

Table des matières

Dédicaces iii

Hommage à nos maîtres vii

Remerciements xi

Liste des abréviations xiv

Liste des tableaux xvi

Liste des figures xviii

Sommaire xx

Introduction 1

1. Généralités 4
    1.1. Concepts 5
        1.1.1. Utilisation 5
        1.1.2. Consommation 5
        1.1.3. Usage 5
        1.1.4. Dépendance 7
        1.1.5. Médicament psychotrope 8
        1.1.6. Stress 8
        1.1.7. Anxiété 8
        1.1.8. Névrose [10] 8
    1.2. Anxiolytiques 9
        1.2.1. Définition et classification 9
        1.2.2. Etude pharmacologique des anxiolytiques 10
    1.3. Réglementations 21
    1.4. Revue de littérature 22
        1.4.1. Etat des connaissances sur la consommation dans le monde 23
        1.4.2. Etat des connaissances sur la consommation en Afrique 26

2. Cadre et Méthodes 27
    2.1. Cadre d'étude 28
    2.2. Cadre conceptuel 30

2.2.1. Schéma 30
2.2.2. Notes explicatives 30
2.3. Méthodes d'étude 32
    2.3.1. Définition opérationnelle 32
    2.3.2. Type et période d'étude 32
    2.3.3. Population d'étude 32
    2.3.4. Echantillonnage 32
    2.3.5. Variables 36
    2.3.6. Collecte des données 37
    2.3.7. Plan d'analyse 37
2.4. Considérations éthiques 38
2.5. Difficultés rencontrées 38
3. Résultats 40
    3.1. Caractéristiques de la population d'étude 41
        3.1.1. Nationalité 41
        3.1.2. Ethnies 41
        3.1.3. Age et sexe 41
        3.1.4. Résidence des enquêtés 42
        3.1.5. Les antécédents personnels 42
        3.1.6. Prise de stimulants 42
        3.1.7. Alcool 42
        3.1.8. Religion 43
        3.1.9. Profession 43
        3.1.10. Revenu mensuel 43
        3.1.11. Situation matrimoniale 43
        3.1.12. Anxiété et stress 43
    3.2. Prévalence de l'utilisation des anxiolytiques 44
    3.3. Facteurs associés à la consommation des anxiolytiques 45
        3.3.1. Facteurs socio-démographiques 45
        3.3.2. Facteurs économiques 51
        3.3.3. Facteurs cliniques 55
        3.3.4. Facteurs comportementaux et environnementaux 58
4. Discussion 64

4.1. Prévalence de l'utilisation des anxiolytiques 66
4.2. Caractéristiques sociodémographiques des utilisateurs des anxiolytiques 67
    4.2.1. Arrondissement 67
    4.2.2. Quartier de ville 67
    4.2.3. Ethnie 68
    4.2.4. Age 68
    4.2.5. Sexe 69
    4.2.6. Situation matrimoniale 70
    4.2.7. Religion 70
4.3. Facteurs associés à l'utilisation des anxiolytiques 70
    4.3.1. Facteurs liés au prescripteur 70
    4.3.2. Facteurs économiques 71
    4.3.3. Facteurs cliniques 72
    4.3.4. Facteurs comportementaux et environnementaux 72
Conclusion et suggestions 75
Références 79
Annexes .... a
Table des matières .... k

Résumé
Introduction : L'utilisation des anxiolytiques évolue rapidement vers l'usage nocif et l'usage avec dépendance entraînant des effets néfastes sur la santé des individus et sur le bien-être social. L'absence de données sur le phénomène dans la commune de Parakou au Bénin, suggère d'y mener cette étude en vu de disposer d'un état des lieux sur la question.
Méthodes : Il s'agissait d'une étude transversale descriptive à visée analytique menée du 1er Mars au 31 août 2012 et ayant porté sur 720 sujets des deux sexes, âgés d'au moins 18 ans dans la commune de Parakou. La taille de l'échantillon est calculée à partir de la formule de SCHWARTZ. Les données ont été collectées au moyen d'un questionnaire auprès des sujets recrutés par échantillonnage en grappes à deux degrés.
Résultats : La prévalence de l'utilisation des anxiolytiques était 22,6%. Les 25-35 ans étaient plus représentés 36,2% avec une moyenne d'âge de 38,2 ans. Ils étaient composés de : Chrétiens 49,7%. Il y avait 30,1% d'hommes avec un sexe ratio de 0,4. Les ethnies majoritaires étaient Fon et apparentés 38,7%. Les facteurs associés : le stress induit par les évènements significatifs 54,0% était d'intensité moyenne 98,2% chez les femmes et 93,9% chez les hommes les contraignant de consommer ¼ à 4 comprimés d'anxiolytiques par prise. 81% était à une prise par jour et 56,4% à 1 comprimé par jour pour réduire l'anxiété induite par le solde difficile du loyer dans la précarité, ne disposant pour revenu mensuel minimum que de 7000 F. 11,7% des enquêtés était déjà dans la tolérance liée aux anxiolytiques faisant craindre à terme les complications d'une dépendance.
Conclusion : L'accessibilité facile des anxiolytiques dans les circuits du marché parallèle ne met pas l'utilisateur de Parakou à l'abri des risques sur sa santé. Il est important de mettre en place des mesures appropriées pour une utilisation contrôlée de ces produits.
Mots clés : anxiolytique, utilisation, prévalence, facteurs associés, dépendance, assuétude, Parakou

Summary

Introduction: The use of anxiolytics quickly evolves towards harmful use and the dependence pulling fatal effects on individual's health and social well-being. The lack of data on the phenomenon in the municipality of Parakou in Benin suggests conducting this study to have an overview on the issue.
Methods: This was a cross-sectional descriptive analytical referred conducted from March 1st to August 31, 2012 whish has focused on 720 subjects of both sexes, old of at least 18 years in the municipality of Parakou. The sample size is calculated from SCHWARTZ formula. Data were collected through a questionnaire from subjects recruited by cluster sampling in two degrees.
Results: The prevalence of the use of anxiolytics was 22.6%. 25-35 years were more represented 36.2% with an average age of 38.2 years. They were composed of: 49.7% Christian. There were 30.1% of men with a sex ratio of 0.4. The majorities were ethnic Fon and related 38.7%. Associated factors: stress induced significant events was 54.0% moderate 98.2% women and 93.9% men forcing them to consume ¼ to 4 tablets per dose anxiolytics. Was 81% once daily and 56.4% at 1 tablet per day to reduce the anxiety induced by the balance of the rent difficult in poverty, with no minimum monthly income for 7000 F. 11.7% of respondents were already in tolerance associated with raising fears anxiolytic term complications of addiction.
Conclusion: The easy accessibility of anxiolytics in the circuits of the parallel market does not Parakou user immune to risk his health. It is important to implement appropriate measures for controlled use of these products.
Key words: anxiolytic use, prevalence, associated factors, dependence, addiction, Parakou

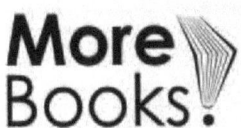 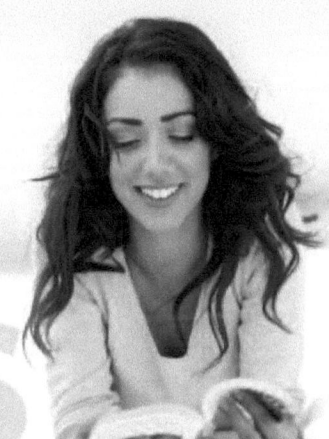

I want morebooks!

Buy your books fast and straightforward online - at one of world's fastest growing online book stores! Environmentally sound due to Print-on-Demand technologies.

Buy your books online at
www.morebooks.shop

Achetez vos livres en ligne, vite et bien, sur l'une des librairies en ligne les plus performantes au monde!
En protégeant nos ressources et notre environnement grâce à l'impression à la demande.

La librairie en ligne pour acheter plus vite
www.morebooks.shop

KS OmniScriptum Publishing
Brivibas gatve 197
LV-1039 Riga, Latvia
Telefax +371 686 204 55

info@omniscriptum.com
www.omniscriptum.com

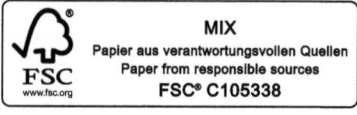

Printed by Books on Demand GmbH, Norderstedt / Germany